谨以此书献给针刀医学创始人

朱汉章教授

纪念针刀医学发展四十周年

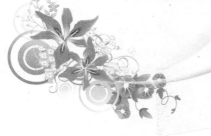

中国针刀医学疗法系列丛书

无痛针刀疗法

主　编　陈　领

副主编　张　谨

编　委　李晓岩　周岳明　杨正权

　　　　　陈　荣　周祈福　蓝　海　李珊珊

人民卫生出版社

图书在版编目（CIP）数据

无痛针刀疗法/陈领主编. —北京：人民卫生出版社，2016

（中国针刀医学疗法系列丛书）

ISBN 978-7-117-23292-0

Ⅰ.①无… Ⅱ.①陈… Ⅲ.①针刀疗法 Ⅳ.①R245.31

中国版本图书馆 CIP 数据核字（2016）第 229928 号

人卫智网	www. ipmph. com	医学教育、学术、考试、健康，
		购书智慧智能综合服务平台
人卫官网	www. pmph. com	人卫官方资讯发布平台

无痛针刀疗法

主　　编：陈　领

出版发行：人民卫生出版社（中继线 010-59780011）

地　　址：北京市朝阳区潘家园南里 19 号

邮　　编：100021

E - mail：pmph @ pmph.com

购书热线：010-59787592　010-59787584　010-65264830

印　　刷：三河市潮河印业有限公司

经　　销：新华书店

开　　本：850×1168　1/32　印张：9

字　　数：226 千字

版　　次：2016 年 10 月第 1 版　2017 年 11 月第 1 版第 2 次印刷

标准书号：ISBN 978-7-117-23292-0/R·23293

定　　价：28.00 元

打击盗版举报电话：010-59787491　E-mail：WQ @ pmph.com

（凡属印装质量问题请与本社市场营销中心联系退换）

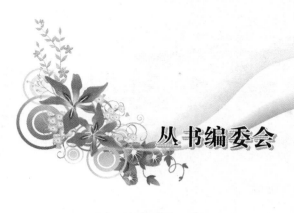

丛书编委会

总主编 柳百智

总编委（按姓氏笔画为序）

　　　　田纪钧　刘宝年　孙彦奇　李　华

　　　　陈　领　柳百智　施晓阳

总策划 柳百智　朱秀川

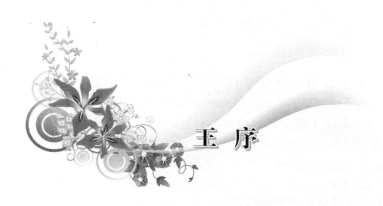

王 序

　　1976 年，朱汉章教授发明小针刀。当初，只是为了解决网球肘、腱鞘炎、跟骨骨刺等一类小伤小病。朱老师经过 15 年的艰苦探索，形成了新的思路，1992 年 10 月出版了《小针刀疗法》，标志着一种崭新疗法的诞生。

　　1992 年 12 月，我向恩师建议，要从学科建设的高度，吸取中西医学的最新成果，使初级的"小针刀疗法"不断充实提高，最终建立"针刀医学"新学科的理论框架和构想。这一建议当即得到朱老师及师母周方女士的首肯和赞赏。我们为此展开了热烈的讨论。

　　在此后的漫长岁月里，朱汉章教授一方面进行针刀临床研究和理论创造；另一方面亲自培养了一大批学生和弟子，使他们成为针刀创业阶段的骨干和中坚力量。随着针刀队伍的不断壮大，越来越多的中西医生和专家纷纷加入到这支队伍中来（迄今已逾十万之众，遍布全国各省市自治区及海外 40 多个国家和地区）。

　　2002 年，朱汉章教授的巨著《针刀医学原理》出版。

　　2003、2004 年，国家教育部和中医药管理局分别两次组织大型专家鉴定，一致肯定"针刀医学属于中国人原创"。并决定将"针刀疗法"正式更名为"针刀医学"。这标志着一门真正由中国人原创的中西医结合的新兴边缘学科——针刀医学正式诞生了。当然，她还需要在今后的实践中不断完善和发展。

2006 年 10 月 14 日，朱汉章教授终因劳累过度，心脏病发作，不幸英年早逝。他为针刀医学事业呕心沥血，奋斗了整整 30 年，献出了他全部的心血和智慧，直至宝贵的生命。朱汉章教授理所当然地成为针刀医学的创始人和奠基人。他为人类健康事业所作的贡献必将载入史册。

与此同时，在针刀医学新学科的形成和发展过程中，也汇聚了众多朱汉章教授的学生及其事业的继承者，其中包括一大批多专业领域的中西医学专家的智慧、汗水和创造。因此针刀医学又是中国人（针刀医生）集体智慧的结晶。

经过三十多年的发展，原创的主流针刀技术，早已不是某些人认为的仅仅能够治疗一些"网球肘"、"腱鞘炎"之类的"雕虫小技"。目前已能够治疗多种软组织损伤、骨质增生、颈肩腰腿痛及多种脊柱源性内脏疾病，病种范围多达一百余种，其中不乏多种疑难病和某些罕见病。这正应验了小针刀最早的支持者，针刀界尊敬的挚友和长者王晓智先生的预言："针刀虽小，可治大病"，"小针刀，大气候"！

令人欣喜的是，在今天的针刀医学百花苑里，除原创针刀外，还涌现出多种形式的针刀刀具流派和不同的操作技术。它们从不同角度、不同层面诠释了针刀医学的概念，丰富和充实了针刀医学的内涵和外延，为针刀医学的发展作出了新的贡献。呈现出百花齐放、春色满园的大好局面。

当然，无论是"主流"也好，"支流"也好，都还需要不断完善和提高。常言道："金无足赤，人无完人。"我们不必过于苛求，只要有利于患者，有利于针刀学术的发展，我们都表示赞赏和欢迎。民族英雄林则徐云："海纳百川，有容乃大；壁之千仞，无欲则刚。"善哉斯言！

我的忘年好友柳百智教授，年轻有为，才华横溢，是针刀队伍中学验俱丰的中青年才俊。二十年来，始终活跃在针刀医、教、研第一线。他不仅为海内外培养了大批针刀人才，更潜心于理论探索和实践经验的总结。多年来，他不舍昼夜，精进不倦，先后出版了一系列针刀医学专著，为针刀医学的普及和学术发展作出了重要的贡献。

近年来，柳百智教授又会同吴汉卿、田纪钧、刘宝年、陈领、孙彦奇等诸多针刀医学名家，把他们创造和总结的水针刀疗法、刃针疗法、激光针刀疗法、无痛针刀疗法和异形针刀疗法等不同流派的特长和方法，汇集成系列专著，奉献给针刀界的朋友和广大读者，这些颇具特色的疗法，为针刀医学这棵参天大树添枝加叶，增光添彩，多方位地呈现出针刀医学欣欣向荣、蓬勃发展的繁荣景象，可喜可贺！

在系列专著即将付梓之际，欣然命笔，乐以为序。

世界中医药学会联合会针刀专业委员会会长
海军总医院疼痛诊疗中心首席专家
王燮荣针刀名医工作室导师

王燮荣　教授

2012 年 3 月 30 日于北京

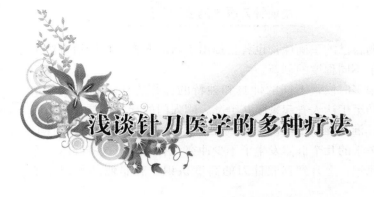

浅谈针刀医学的多种疗法

1976 年小针刀诞生，通过数十年的推广运用，治疗病种从简单的几种慢性软组织损伤类疾病，如狭窄性腱鞘炎、网球肘等，到绝大部分临床中难治的慢性软组织损伤疾病，如颈椎病、腰椎病、强直性脊柱炎、股骨头坏死，再到内外妇儿科杂病，针刀的治疗范围越来越广泛，病种越来越繁杂。对同一种疾病的治疗，方法也在不断创新，早期发病的针刀治疗模式，中期发病的治疗模式，晚期发病的治疗模式。从单纯针刀治疗，到配合中西药物，手法理疗，从小治疗到大治疗，都有了长足的发展，适应于不同阶段患者的治疗需求。由此，也引发了实用治疗工具的多样化改良，如刃针、钳针等，其目的都是为了增强临床操作的实用性。随着针具的发展，也逐渐形成了新的诊疗理念、新的操作方法。我们知道，不同的理论指导，需要不同的治疗手段配合，针刀结合中西疗法如水针疗法、埋线疗法、激光疗法，形成了十分鲜明的治疗特色，如水针刀疗法、激光针刀疗法、埋线针刀疗法等。

很多人欣赏、支持这样的发展与改革，也有很多人反对这种结合与变异。于是在针刀医学队伍里，分出了界限分明的几组，有主张轻治疗的，更接近于针刺疗法的操作；有主张重治疗的，更接近于外科手术疗法；有的倾向于中医，有的倾向于西医。在针刀学术方面，出现了空前的大争论，甚至为谁是正宗很是较劲。这几股力量都立足于临床，都有自己的市场，为了证明自己的正确性，也各自提出了新的概念，在诊治方法上也有了不同程度的创新。

很多时候，不同的针具和独特的操作方法，确实十分新颖，乃至于让人看起来眼花缭乱，刚入门的针刀人常常摸不着头脑，谁是谁不是？甚至感到无所适从。相当长的一段时间，针刀医学的几个群体发生了不少冲突，有的人把这些群体与方法的比较，上升到真假针刀的高度认识，有非他即我的斗争态势。

朱汉章教授给针刀下的定义是：以针的理念刺入人体，在体内进行切割松解等手术操作的工具，即为针刀。显然肯定了针刀工具的多样化。

我认真考察、学习，并使用了多种针刀治疗工具，多种治疗理念。发现这些不同的治疗工具，独特的治疗思路，特有的操作方法，均大大丰富了针刀医学的内涵，拓宽了针刀医学的外延，是针刀医学的有机组成部分！不是谁能代替谁的问题，是相互借鉴，相互补充的关系。

针刀是针灸针与外科手术刀有机结合的产物，其外形似针非针，似刀非刀，是针灸疗法与外科手术疗法中间的状态。解决的问题也是针灸疗法治疗起来有些力不从心，用外科手术疗法治疗，又有些"杀鸡用牛刀"的不便。如果我们用熟知的武器来类比的话，就是小手枪（针灸）与大炮（手术）的关系。手枪与大炮之间还有步枪、机枪等，由轻型到重型武器过渡的系列。战争中，要根据战场的实际情况选用。临床中，也要根据治疗的人群，治疗的病种，同一病种的不同发展阶段和混合情况等，选用合适顺手的工具，采用合适的、恰当的指导思想和操作方法。

以田纪钧老师为首的"刃针疗法"，使用的工具大小与形态，更接近于针灸针，操作起来轻灵方便，创伤更小，痛苦更小，患者更容易接受。从治疗理念上，与中医理论结合得更为紧密，从《黄帝内经》中汲取了大量营养。诊断上重脉诊，经络切诊，在治疗上，重"小量多次"，对临床常见的针刀适应证的治疗都有较好的疗效。突出一个简单方便，很利于普及应用。

以陈领主任为首的"无痛针刀疗法"，使用的工具仍然是常用的平刃针刀，其刃略磨钝一些。但在治疗理念上发生了很大变化，强调一次性大面积松解，更靠近外科手术的方法。对大范围慢性软组织损伤类疾病的治疗，颇有独到之处，属于针刀医学的大型治疗方法。在理论上吸收了"软组织外科大松解术"的精髓，治疗方法上借助了外科手术方法的全麻、腰麻技术。在治疗部位的选择上一次可定几百个治疗部位，是针刀治疗的"重武器"之大规模作战，把闭合性手术理论的运用更加大胆直接。

以刘宝年主任为首的"激光针刀疗法"，是把针刀疗法与激光照射疗法有机结合的产物，充分发挥了两种疗法的优势，注入了现代科学技术成果，在临床上取得了可喜的疗效。是针刀大家庭中唯一一种针刀直接配合大型机器的疗法。

以孙彦奇主任为首的"异形针刀疗法"，可谓奇思妙想，在针具的改革上下足了功夫，操作方法上有新的特点。特别是对某种疾病的特殊针具、特殊方法的推出，使针刀的治疗更具有个性化、多样性的特点，临床的治疗更精准。开创多种针刀在同一部位相互配合治疗的先河，提示我们针刀治疗工具可以成为系列产品，针刀治疗过程，可以多器械应用。

"原创针刀疗法"是朱汉章教授"小针刀疗法"的应用体会，是后学者对针刀疗法的体会。原创针刀疗法是针刀医学的骨干疗法，凝结了众多针刀临床工作者的心血，是最基础的部分。

多种针刀流派的产生，是针刀人积极创新发展的必然结果，也是对朱汉章老师学术精神的继承和发扬。是好事，值得称赞，也正是有了这些不同的学术观点，不同的操作方法，不同的针刀治疗工具，不同的医疗实践，才促使针刀医学有了快速健康的发展。

没有矛盾，没有斗争，没有争论就没有生命力。自成一派的针刀人，均在不同的疾病治疗方面有了新的发展，有了新的成就。我认为这一切，都是为针刀医学的发展添砖加瓦的。

各种针刀工具的出现，打破了平刃针刀一统天下的局面，使闭合性手术工具有了不同的模样。正如武术中使用的刀枪剑戟斧钺钩叉一样，在特定的情况下，我们有了更多更好的选择。明白了其中道理，就知道你在某个地方松解使用的工具顺心合手是最重要的，这才会有关公自制青龙偃月刀的创举。舞不动关公大刀的人，不能说关公瞎搞，关公也不能说只有你自制的大刀才能打遍天下无敌手。否则，败走麦城就是一勇之夫的必经之路。

尊重每一个新思想，尊重每一个新发现，尊重每一个新工具，你会笑看天下风云变幻！

柳百智
于北京夜读轩 2012 年 2 月 24 日

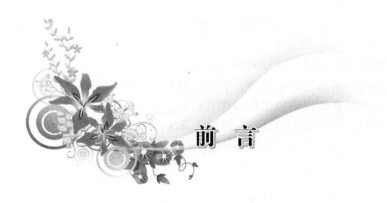

前　言

　　针刀的发明、针刀疗法的临床应用与推广、针刀医学理论体系的形成，也就三十来年的时间。针刀的发明人、针刀医学的创始人朱汉章老师，用自己一生辛勤的努力为针刀医学铺平了不断发展之路。在各方面的支持下，针刀人一代代不懈的努力，使针刀医学在与各学科的不断融合中结出了累累硕果。

　　作为一名从事十年内科临床工作的医生，我有幸于1994年在北京接受针刀医学的启蒙教育，更有幸的是接受了以朱汉章老师为首的针刀界一群精英的启蒙教育，针刀医学对疾病认识方式的全新视角，打破了我正统的西医思维模式，也使得我能够在短时间内明确地做出终身从事针刀医学临床工作的决定。

　　二十余年的针刀临床工作生涯，对我来说，是不断认识运动系统慢性软组织损伤，不断寻找运动系统慢性软组织损伤治疗方案的过程，本书是这一认识与寻找过程的总结。

　　本书主要介绍了我们对慢性软组织损伤的认识，同时系统介绍基于针刀医学并与许多其他学科密切融合形成的关于慢性软组织损伤的诊疗学体系：运动系统软组织闭合性系统松解减张术。

　　运动系统软组织闭合性系统松解减张术作为一个解决慢性软组织损伤的诊疗方案，正在不断的成熟过程中，在此，谨向伴我们一路走来的老师、多年合作的伙伴表示衷心的感谢，并向不断给予我指导与鼓励的柳百智老师致以诚挚的谢意。

本书在编写过程中参考、引用或吸收了很多先进的观点和科研成果，在此向诸位原作者谨致谢意。

同时，向已故针刀医学创始人朱汉章老师致以崇高的敬意！

编者

2012 年 3 月

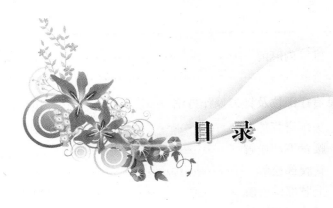

目 录

上篇　全麻下针刀大松解

下篇　无痛针刀技术

上篇 全麻下针刀大松解

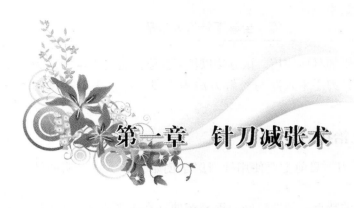

第一章　针刀减张术

运动系统慢性软组织损伤在临床上发生率极高，除引起局部疼痛与功能障碍外，尚可引起十分复杂的临床表现，并与许多慢性疾病的发生发展存在内在联系。运动系统慢性软组织损伤是针刀医学研究的重要内容。针刀疗法用于慢性软组织损伤治疗，已经有三十多年的临床应用历史，因其简、便、廉、验的特点，迅速为患者及临床医生所接受。随着针刀医学的发展，针刀医学与其他学科不断融合，形成了许多行之有效的治疗相关疑难疾病的方案。应用针刀松解减张术治疗系统慢性软组织损伤，是其中的一个典型代表。此方案安全有效的实施，使得针刀医学在治疗大范围慢性软组织损伤类疾病的疗效得到了显著的提高，并为针刀医学的进一步发展打下坚实基础。

第一节　基本概念

一、定义

所谓针刀减张术，是指在安全有效的麻醉下，在安全区域内，使用闭合性手术的相关工具，非直视下对软组织粘连、挛缩、瘢痕等病理改变，进行系统松解、减张的一种治疗方法。又称无痛针刀疗法。

该治疗方法是针刀医学闭合性手术理论在系统慢性软组织

损伤治疗中的具体应用。该方法以针刀医学闭合性手术理论为指导，以针刀手术入路与松解方法为手段，进行大范围松解治疗。

二、治疗工具

1. 针刀 目前主要使用针刀医学创始人朱汉章发明的针刀治疗。

针刀的特点：韧性较好，不易弯曲，在需要准确定位时，有其独特优势。可比较准确地到达治疗部位，并准确定位于相应的治疗层次，进行有效刺切、铲剥、疏通等闭合性手术操作。

临床中，我们对针刀进行了适当的钝化处理，选用非一次性针刀，利用砂轮将刀刃适度打磨，使刀刃适当钝化。可明显减少治疗时的出血量，对于较大范围治疗时的恢复具有重要作用。一般选用 3 号、4 号针刀（图 1-1）。

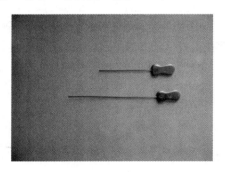

图 1-1 针刀工具图

操作时，采用双手操作，以左手固定针刀刀口于相应治疗点处，右手拇指、食指持针刀柄用力进入（图 1-2）。针刀作为针刀医学闭合性手术的工具，在针刀医学适应证范围内，均为可使用的工具。在脊柱的横突、关节突、棘突边缘、肋骨骨

面、全身各部位筋膜层的减张性治疗等更具优势，可以很好地
发挥其准确体表定位、准确立体定位的优势。

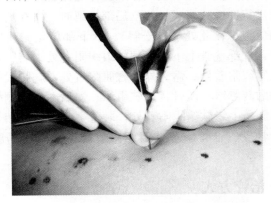

图 1-2　针刀治疗图

2. 银质针

银质针工具的特点：银质针针体具有相当的柔软度，并有相
当的坚韧度与光泽度，可在需要时，沿着一定的方向做适度弯曲，
在一些特殊部位具有相当的优势。在治疗中使用，与针刀工具有
很强的互补性。一般选用 3 号、4 号银质针（图 1-3）。

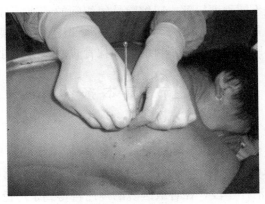

图 1-3　银质针图

在进行软组织闭合性松解减张术时，采用银质针治疗的部位，我们不用艾灸加热，仅以银质针作为闭合性手术工具，对某些部位进行钝性减张或松解（局部松解时，可在局部密集进针，使相应组织在此处基本松解）。以下部位是银质针治疗的优势部位：枕部枕骨上下项线间软组织附着处；肩胛骨背面及周缘的软组织附着处；髂翼外面臀肌附着处；胸腰段棘突两缘及骶中嵴的两侧缘；骶骨背面软组织；髂后上棘内侧缘软组织附着处；髂嵴上缘软组织附着处；耻骨上支、耻骨结节、耻骨下支、坐骨支、坐骨结节软组织附着处；挛缩肌筋膜、肌腹部等。

三、治疗方式

1. 刺切法　针对挛缩的粘连组织，进行适度刺切操作，如冈下窝筋膜挛缩，给予多点适度刺切，以减轻筋膜张力，减轻挛缩的筋膜对相应肌群、组织的影响，消除异常应力对机械性感受器的刺激，消除无菌性炎症对化学感受器的刺激，达到消除相应征象的目的。

2. 剥离法　在软组织的附着处，沿骨面滑动剥离，对变性组织做不同程度松解，以解除软组织间的粘连。对于能够准确选定位置者，选用针刀为佳。在某些部位，密集银质针沿骨面潜行可以达到局部松解目的，如枕骨骨面、肩胛骨背面等。

第二节　基本条件

一、适宜专科

1. 疼痛科　针刀和银质针治疗，已经成为许多疼痛类疾病的重要治疗手段，在各级医院的疼痛科得到了广泛应用，经过系统培训，疼痛科医师可开展此项治疗。

2. 骨科 骨科的许多骨关节疾病及部分外伤后遗症，针刀治疗和银质针治疗都可以发挥很好的治疗作用，使许多患者避免手术治疗，经过系统培训，骨科医师可顺利开展此项治疗。

3. 康复科 也是开展此项治疗业务的适宜科室。

4. 专科专病 如：由风湿免疫科与疼痛科或骨科开展类风湿关节炎、强直性脊柱炎等疾病的治疗；由心血管内科与疼痛科合作开展高血压病的治疗；由消化内科与疼痛科合作开展消化性溃疡及相关慢性胃肠疾病的治疗，等等。

二、硬件要求

1. 手术室 无菌条件与外科手术室相同，其他要求则可适当降低。应尽量避免与污染性手术共用手术室（图1-4）。

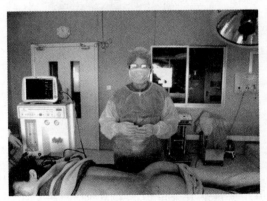

图 1-4 手术室

2. 麻醉机 可在必要时给予辅助呼吸、加压给氧等措施，有效防范麻醉药物对病人短暂呼吸抑制。无特殊要求。

3. 监护仪 术中及时监测呼吸、血压、脉搏、心电图、脉氧等指标，可及时发现相应异常，并做常规应对，保证病人安全度过麻醉过程。

4. 手术床　可与外科手术共用。

三、人员配备

1. 临床医师　至少配备三名临床医师，要求临床医师能够合作完成不同部位的慢性软组织损伤治疗工作（图 1-5）。

开展专科、专病的专业诊治时，最好有相应专科医师参加。如专业开展类风湿性疾病及强直性脊柱炎治疗时，有风湿免疫科医师；专业开展头痛类（或其他脑科疾病）疾病的治疗时，最好有神经内科医师参与。有利于快速提高专科的技术层次。

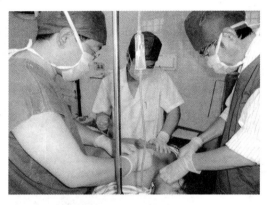

图 1-5　三人共同操作图

（1）主治医师的基本要求：能熟练掌握慢性软组织损伤发病原因、发生发展的基本过程、不同部位慢性软组织损伤之间内在联系、慢性软组织损伤与各系统临床表现之间的内在联系。能掌握患者全身状况与不同程度治疗恢复情况的相关性，适时、适度给予相应的治疗。

理解影响慢性软组织损伤发展的因素，能够有效实施针对慢性软组织损伤常见因素的基础性干预（如营养调整、心理调适、康复指导等）；具备足够的局部专科临床治疗的经验；对治疗术后可能的反应，有充足的认识及处理能力。

（2）临床医师的基本要求：能够独立完成大部分的慢性软组织损伤的系统松解减张的操作。由2～3名临床医师同时操作，可在较短的时间内完成治疗过程，大大减少麻醉药物的用量，并减少临床医生的疲劳程度，提高了治疗的安全性与有效性。

（3）专科医师：专科医师参与工作前，需要学习针刀医学基本内容，形成用新的视角与方式认识相关专科疾病的思维模式，利于工作顺利开展。

2. 麻醉师 工作开始之初，与经验丰富的麻醉师合作，是顺利开展此项业务的关键。在经过一段时间的磨合后，再进入正常程序（图1-6）。

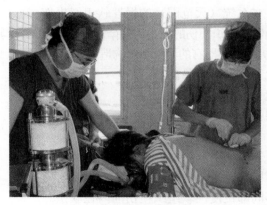

图 1-6 麻醉师工作图

从麻醉角度来讲，软组织松解减张术的麻醉方法相对较为简单。针刀治疗可随时终止，患者体位随时可以改变，为麻醉师保证安全、及时采取应对措施提供了足够空间。

使麻醉医生充分理解治疗过程及特点，是全面合作的基础，可请麻醉医师参观局部针刀治疗的过程，然后提出相关要求，如体位、治疗时间、术后问题等，由麻醉科主动配合，形成相应程序，确保过程安全。

四、监护与护理

病房常规配备监护仪，对一些有合并疾病者（如血压异常者，心脏疾病者），术后及时监测呼吸、血压、脉搏、心电图、脉氧等指标。确保病人安全。也可对术后完全清醒前的病人进行常规术后监测，至完全清醒，并各项指标稳定。

第三节　术 前 准 备

一、适应证

1. 存在系统（大范围）的慢性软组织损伤。
2. 慢性软组织损伤的相关表现严重影响患者工作与生活，或其表现对机体重要器官的功能与结构造成明显或严重影响者。
3. 无相关麻醉禁忌证。
4. 无针刀治疗禁忌证。
5. 积极要求治疗者。

二、系统分析

1. 不同部位慢性软组织损伤所处病理时期。
2. 不同部位慢性软组织损伤的内在联系。
3. 对慢性软组织损伤与临床征象或所患疾病的内在相关性等做出恰当分析。

三、制订方案

1. 全身状况良好，软组织损伤程度相对较轻，严重不可逆软组织损伤的范围相对较小时，可考虑一次完成治疗。一般不追求一次完成治疗，可通过补充治疗来达到系统减张的目的。

2. 全身状况相对较好，严重不可逆软组织损伤的范围，可考虑分次完成治疗。

3. 全身状况相对较差，相对较大时，严重不可逆软组织损伤的范围大者，可考虑分次完成治疗，开始1～2次治疗以改善全身状况，操作以适度减张为主，以颈枕段为主要治疗部位，配合肩背部、下胸段的治疗，或根据患者的具体状况确定治疗部位，以达到改善脑供血、改善自主神经功能紊乱所致之循环、消化吸收等功能的异常，为进一步治疗创造条件。

在全身状况好转后，再考虑问题的解决是一个可行的选择。需要细致的沟通，争取患者的全力配合。

四、术前沟通

细致的术前沟通是手术顺利进行的保证，应注意以下几个方面：

1. 以生物、心理、社会医学模式，全面分析疾病的发生发展过程。

2. 系统软组织检查所得结果与患者所患疾病之间存在的内在联系分析。

3. 针对慢性软组织损伤治疗的各种方式介绍。

4. 闭合性系统松解减张术实施步骤。

5. 相关风险分析。

6. 对于存在重症患者，要着重说明可能需要多次治疗方能够达到满意效果。

第四节 手术治疗

一、体位

不同部位的慢性软组织损伤，有适宜的治疗体位，为治疗的安全有效提供保障。

1. 仰卧位　用于前胸部、腹部、耻骨联合部、耻骨结节、四肢部位的治疗（图1-7）。

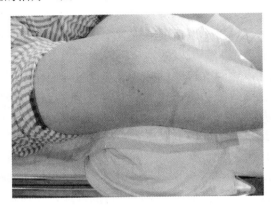

图1-7　仰卧位治疗图

2. 俯卧位　用于胸、肩背、肩胛部、腰骶、臀部等部位的治疗（图1-8）。

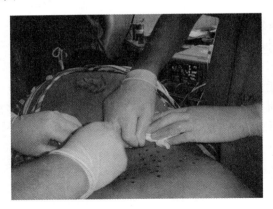

图1-8　俯卧位治疗图

·3. 俯卧位（一侧蛙位）　用于一侧臀部外侧肌的治疗，

如阔筋膜张肌、臀小肌髂骨背面附着处、臀部筋膜髂前上棘、髂前下棘附着处治疗等（图1-9）。

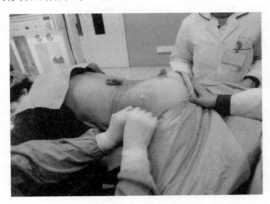

图 1-9　俯卧位（一侧蛙位）治疗图

4. 侧卧位　用于肩关节、颈椎横突后结节、关节突等部位的治疗，也可用于臀部外侧肌的治疗，如阔筋膜张肌、臀小肌髂骨背面附着处、臀部筋膜髂前上棘、髂前下棘附着处治疗等。一些患者俯卧位麻醉风险较大时，侧卧位可作为替代治疗体位，用于颈、肩、背、腰臀部的治疗（图1-10）。

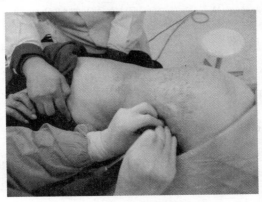

图 1-10　侧卧位治疗图

5. 膀胱截石位　用于耻骨联合部、耻骨结节、耻骨上下支、坐骨上支的治疗（图 1-11）。

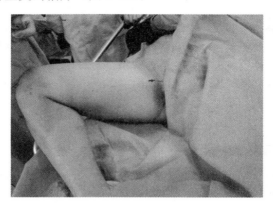

图 1-11　膀胱截石位治疗图

二、定位

依据不同部位的骨性标志、软组织的分布、走向等特点，定出相应进针点，用标志笔做好标志。

在实施治疗时，以术前确认的治疗的解剖位置为准，不要因为患者术中的体位变化而影响治疗位置的的松解。

三、麻醉

根据治疗部位的不同，选择合适的麻醉方式，常规选用静脉复合全麻。

四、消毒

碘伏皮肤消毒，范围较大，以超出治疗部位 10cm 为界。枕项部宜反复多次消毒，达到普通外科手术的无菌操作要求。

五、操作

依据针刀医学闭合性手术理论，根据不同治疗部位，选择适宜工具，采用相应手术入路，进行不同操作。

第五节　术后注意事项

针刀大松解治疗，创伤较大，术后应按急性大范围软组织损伤的处理原则进行处置。

1. 减低组织压力　因治疗范围广，治疗强度大，组织损伤性反应相应也会较重，由此导致的组织压力增高将影响局部血液循环，引起的局部疼痛等征象影响机体恢复过程。因此，术后使用脱水药物如甘露醇、甘油果糖等作为常规治疗，并根据患者具体情况选择用量及用药次数。

2. 24 小时后局部理疗　选择合适理疗器械进行局部治疗，以改善局部循环状况、减轻疼痛、促进恢复。

3. 针对性的中西药物应用　可选用一些简单抗生素以预防感染（如果手术室内无菌条件可靠，可不用抗生素）。用活血化瘀类药物改善局部血液循环，减轻疼痛的发生、缩短恢复过程。患者疼痛反应明显时，酌情选用消炎镇痛类药物，亦可在术后配合镇痛措施。

第六节　恢复期处理

一般患者恢复期在 1 个月内，年老体弱、营养状况差，或病程长、局部病变严重者，恢复期相对延长。

1. 对治疗过程全面系统了解，是顺利度过恢复期的基础，术前的良好沟通，术后对一些问题的及时处理，可以有效解决患者恢复过程的一系列问题。

2. 适度使用活血化瘀药物，不宜重复不同途径使用活血化瘀药物。

3. 针对性功能锻炼，以适度、患者能够承受的程度、治疗后的不同时间等因素考虑适度锻炼，不强调强度，只强调适度。

4. 均衡、充足的营养补充是促进恢复的有效手段，这不仅是慢性软组织损伤治疗后恢复的基础，也是整体健康状况能够有效恢复的基础。

5. 心理调适可作为一个重要内容有针对性的实施。

第七节　术后相关问题

松解减张术治疗的范围大、程度重，术后可能出现局部血肿、组织反应性肿胀等问题，术后及时恰当处理，可消除这些问题对患者的影响。

1. 局部血肿　及时按压治疗部位并持续 5 分钟以上，可有效防范术后血肿。皮下血肿通常表现为局部青紫，经过一段时间可被吸收，对治疗效果无影响。术前需要向患者讲清，以免患者产生不必要的顾虑。

2. 组织肿胀　局部针刀松解时，也会发生组织不同程度的肿胀。大范围治疗后，局部组织反应性肿胀也会发生，且较局部治疗时为重。

3. 征象反复期的出现　部分患者，在术后 20 天左右，会有临床征象反复期，这是恢复过程中代谢产物对周围感受器刺激所致，简单对症处理即可，也可以不做处理。

4. 异常感觉　为皮神经损伤恢复过程的征象。存在时间有一些差异，给予对症处理或不处理。

5. 症状反复或新症状的出现　通常由以下因素所致：治疗后组织肿胀；组织反应对神经系统的刺激。治疗后原有的整体力学平衡被打破，机体需要建立新的力学平衡，在此过程中，一些原来并不承受太高应力的部位，成为新的高应力区域，这些区域也可能存在软组织损伤，无法完成调节过程，可以引起新的征象出现。此时可以针对这些高应力区采用闭合性松解减张术，以消除相关征象。术前对这些问题有相应认识，可在出现这些征象时，有相应的应对之策。

第八节　提高疗效的关键

1. 指导其提高软组织承受负荷的能力

（1）改善营养状况：对影响营养状况的各种因素进行系统分析，提出针对性的方案，以纠正或改善患者营养失衡的问题，为软组织负荷能力的提高和整体健康状况的改善提供必要的保障。

（2）适度体育锻炼：逐渐适应的全身渐进性锻炼，如每天按时步行、慢跑、做各类健身操、太极拳或水上漫游等，不求强度和速度，只求保持一定的耐力。不要采用超负荷、挑战自我极限的锻炼，以免造成不必要的软组织急、慢性损伤。

2. 动静结合　合理安排患者工作与休息，使两者交替进行；改变不良的生活习惯与工作方式，以切实降低患者所承受的负荷。

3. 心理调适　对疾病的全面了解，有助于患者对治疗的过程与最终结果有一个客观的认识，避免悲观失望的情绪或对治疗结果有不切实际的预期，以减少心理上的冲击。恰当的心理治疗与心理调适也可减轻心理因素对疾病造成的不良影响，利于疾病恢复。

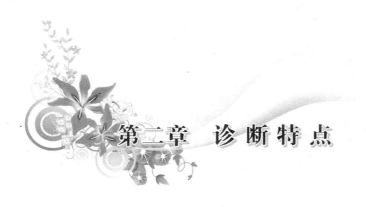

第二章 诊断特点

第一节 病史采集

一、生活状况

除常规外伤史和工作性质、劳动强度等方面的询问外，也应充分了解下列各种情况：

1. 营养状况 饮食结构及饮食习惯；是否存在长期饮食结构不合理，饮食习惯是否良好，近期明显饮食不合理，或存在消化吸收功能异常的表现等。

2. 不当负荷 工作性质、工作时间、自我对工作的感受，自觉能不能胜任，有否负担过重的感觉，是否对工作有力不从心的感觉，是不是经常从事对抗性锻炼等。

3. 家庭与社会关系情况 家庭关系是否和谐，有无长期精神压力因素存在。

4. 情感、情绪、心理状态等 情绪低落、焦虑、抑郁、对周围事物缺乏兴趣等，长期消极心态等。

5. 有无不良生活习惯 如长期维持某一姿势，饮食、睡眠不规律，吸烟、饮酒等。

6. 慢性疾病诊疗史 是否存在因治疗需要较长时间而卧床、较长时间固定在某一姿势的情况，是否有慢性疾病对软组织危害因素，如循环异常、代谢异常、免疫功能异常等直接损害因素。

7. 女性经带胎产　许多女性的慢性软组织损伤的原因可以追溯到怀孕生育过程中不正确的饮食观念与生活习惯，或在此过程中的过度劳累，通常被称为"月子病"；或者月经期受寒感冒、吃冰镇饮料食品史。

二、临床症状

1. 疼痛、麻木、麻刺、麻痹或冷、痒等　头颅、五官、口腔、项颈、背胸、肩胛、上肢、腰腹、骶尾、臀髋、大腿根部、下肢、全身关节、泌尿生殖系统等各个部位的疼痛。如有传导征象者，问清走向、途径、传导部位等。

2. 运动功能异常　骨关节活动受限或活动不能等表现。

3. 各系统相关征象

椎-基底动脉供血紊乱及脑动脉供血不足表现：失眠、急躁、猜疑、健忘、多梦、个性古板、严肃、多愁善感、焦虑、悲观、保守、敏感、孤僻、反应迟钝等；偏头痛、太阳穴痛、前头痛、眉间痛、全头痛、头昏、眩晕、头紧、脑鸣。

自主神经功能紊乱：疲乏、无力感、水肿、多汗、无汗、灼热、怕冷、多部位痒感。

循环系统功能紊乱：血压异常、心悸、心慌、早搏、心前区痛、胸闷等。

呼吸系统功能紊乱：呼吸不畅、气急、不易深呼吸、叹息性呼吸、哮喘。

消化系统功能紊乱：腹部不适、腹痛、腹胀、嗳气、反酸、呃逆、食欲不振、胃纳不佳、习惯性便秘、慢性腹泻；肛门不适、坠胀者、下垂感。

泌尿生殖系统功能紊乱：男性或女性的性功能减退或消失，女性月经失调、行经不畅、早期闭经、慢性阴道溃疡；尿频、尿急、尿痛、会阴不适、坠胀、下垂感。

4. 征象变化情况　发病诱因、何时起病，是初发还是复发，复发者，问清首次发作的时间、发作次数、程度及伴随征象的变化、诊疗情况、有否有较长时间的缓解或无征象期。

三、既往诊疗史

诊疗医院的名称，特种辅助检查的名称（如脑血流图、椎动脉造影、肌电图、椎管造影、CT 扫描、磁共振成像等），最后诊断，治疗方法和治疗效果等情况。

第二节　体格检查

一、视诊查看

不同姿势下的视诊，可查看是否存在脊柱与四肢存在不对称性改变、正常生理曲度的异常等，通常提示相应的骨关节疾病或单纯的慢性软组织损伤疾病，或两者合并存在。视诊可在站位、坐位、俯卧位等体位下，双侧对照进行，注意以下问题：

1. 头、颈、项部过度前伸、后仰，斜颈等。

2. 脊柱畸形

脊柱侧弯畸形：从后面观察，脊柱在额状面上应为一条直线，若在左右侧弯，则谓之侧弯畸形。

驼背畸形：又称圆背畸形。若多数胸椎后凸，使胸椎段生理性后凸增加而超过正常生理范围，呈钝圆形，而其他检查无异常者，为驼背畸形。

角状后凸畸形：指脊柱某部局限性向后凸出。

脊柱前凸畸形：常见于腰椎段，腰前凸增加，常有腰骶角增大，骨盆倾斜角增大。

3. 双肩及双肩胛骨是否两侧对称。

4. 骨盆是否有倾斜，两侧髂后上棘及髂嵴是否在同一水平线上。

5. 两侧下肢是否等长，有无膝内翻或膝外翻畸形，有无扁平足、内翻足或外翻足等畸形。这些畸形往往引起骨盆倾斜、腰段脊柱代偿性侧弯等，是引起整体生物力学平衡异常的原因之一。

二、动态观察

自主与被动活动可明确不同部位的功能状况，如：颈部主动伸、屈，左、右侧屈，左右旋转，被动伸、屈，左、右侧屈，左右旋转。双上肢上举试验，腰主动伸、屈，左、右侧屈，下肢直腿抬高，膝关节伸屈等各种关节功能的主动活动与被动活动检查，可以帮助确定相关关节周围是否存在慢性软组织损伤病变。

三、触诊压痛

系统的压痛点检查可提示存在慢性软组织损伤具体部位；对于存在功能异常者，进行详细的压痛点检查，可以明确这些部位是否存在相应软组织损伤。慢性非可逆性软组织损伤体征的详细检查可明确其病理时期。

1. 肢体活动弹响　如肩背部慢性软组织损伤时间长时，肩部上举、肩关节旋转时常有背部的弹响感。

2. 局部组织增厚感或隆起　如颈胸交界处相关棘突周围的慢性软组织损伤，其病程长时，通常可表现为局部的组织增厚感，或局部不同程度的隆起，有时可以很大。

3. 条索样改变　如颈椎棘突后部项韧带等相关软组织的慢性损伤，常可在相应节段检得条索样改变，与条索样改变垂直弹拨时，有弹响感。

4. 硬块、皮下结节　范围较小时表现为结节样，范围大时表现为局部硬块。

5. 其他　组织弹性减弱感、揉面感等在大范围慢性软组织损伤者经常可见。

四、叩诊检查

对于存在活动异常而组织丰满处，可采用叩击的方式，以明确是否存在这些部位的慢性软组织损伤，如体质强壮者，其腰部深层是否存在慢性软组织损伤，以指压法确定是否存在这些部位的慢性软组织损伤，变得比较困难，采用上下对比、左右对比的方法，常常能够帮助明确深部组织慢性软组织损伤的存在。以叩击方式代替压痛点检查，可以检出深在部位慢性软组织损伤的基本范围。

第三节　辅助检查

明确重要脏器功能情况，与主要征象相关的器官功能情况，是否存在代谢紊乱与免疫功能紊乱等。

1. 血、尿、便常规，肝肾功能，血脂，血糖，必要时行相关免疫功能检查，明确是否存在代谢紊乱与免疫功能紊乱等。

2. 心电图、胸片。

3. 长期脑供血不足征象者，做脑 CT、MRI 等。

4. 四肢征象同时存在时，做颈 MRI；双下肢征象者，根据相关体征检查，确定做颈、胸、腰段 MRI 检查；存在锥体束征者必须进行相应部位的 MRI 检查，以明确椎管内或颅内是否存在压迫因素或器质性致病因素。

5. 以消化系统征象为主要表现者，应做肝胆 B 超、消化道内镜等检查，以排除恶性疾病、结石等的存在。

6. 以泌尿生殖系统征象为主要表现者，应做 B 超检查，以明确是否存在相应器官的器质性疾病。

系统的压痛点及其对运动系统功能的影响，可以作为慢性软组织损伤存在的依据。患者可以存在符合现代医学诊断标准的其他疾病，仔细分析其间的内在联系，成为认识慢性软组织损伤与患者存在征象的内在相关性关键。

诊断内容包括不同部位的慢性软组织损伤，相关指征符合现代医学疾病诊断标准的其他疾病。

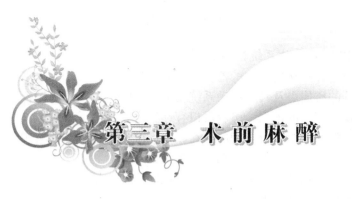

第三章 术前麻醉

随着针刀医学的迅速发展，针刀治疗中的麻醉问题也提上了议事日程。小范围浅层组织的简单针刀操作，注意进针方法和操作技巧，也可以达到无痛。如果患者病情重、病程长、病变范围广等，针刀松解的范围较大，甚至是大范围软组织损伤的大松解术，就应当认真研究其麻醉问题，做到治疗过程的无痛。

不适当的麻醉，较痛苦的治疗过程，可以使病人对再治疗产生恐惧心理，从而影响疗程和疗效。

接受针刀治疗的病人，若其病损范围比较局限，局部浸润麻醉因其简便、易行、安全、有效，使用最为广泛。局部麻醉一般由针刀专业医师实施，对于行大范围软组织损伤针刀治疗的病人，需要采用神经阻滞、椎管内麻醉或全身麻醉者，应当由麻醉专科医师担当。

麻醉医师不仅需要广博的知识，还需要精良的技术。本书对于神经阻滞、椎管内麻醉或全身麻醉侧重于技巧的描述，以及针刀治疗病人过程中麻醉经验的描述，可供麻醉专业医师参考。

第一节 局 麻

一、局部麻醉药简介

常用局部麻醉药均属于芳香基—中间链—胺基结构的化合

物。中间链为羧基，又可分为酯链和酰胺链，依此局麻药可分为酯类和酰胺类。前者如普鲁卡因、丁卡因；后者如利多卡因、布比卡因，均为临床常用药。

酯类局麻药的代谢是在组织或血浆内，被胆碱酯酶或假性胆碱酯酶所水解；酰胺类则在肝细胞内由微粒体酰胺酶系初级分解。一般认为，酯类局麻药所含的对氨基化合物可形成半抗原，引起变态反应；而酰胺类则难形成半抗原，变态反应极为罕见。

常用局麻药均为弱碱，临床制剂为其强酸（如盐酸）或弱酸（如碳酸）盐。相关制剂注入组织，需解离后再生成非离子状态的弱碱，才具有脂溶性，透过双层磷脂组成的神经细胞膜，阻滞膜的离子通道达到阻止兴奋传导的作用。因此，局麻药的效能和毒性，受其解离常数、组织 pH、局麻药碱基的脂溶性及血浆蛋白结合率等因素影响。药理学上一般规定普鲁卡因的效能和毒性皆为1，其他局麻药的效能和毒性则以其倍数计算。

常用局麻药简介如下：

1. 普鲁卡因 又名奴夫卡因，是最常用的局麻药。性能稳定，毒性小，作用持续时间 45 分钟至 1 个小时，较安全。黏膜穿透力差，一般不用于表面麻醉，适用于局部浸润麻醉，常用浓度为 0.25%～0.5%。药典规定使用前必须做皮肤过敏试验，因而限制了其临床使用。成人一次限量为 1g。

2. 丁卡因 又名邦妥卡因，是一种强效长效的局麻药，毒性亦较强，常用于表面麻醉和神经阻滞麻醉，不常用于局部浸润麻醉。

3. 利多卡因 又名赛洛卡因，麻醉效能和作用时间均属中等，组织弥散能力和黏膜穿透能力都较好，可用于各种麻醉。局部浸润宜用 0.25%～0.5% 的溶液，成人一次限量 400mg。

4. 布比卡因 又名麦卡因，是一种化学结构上与利多卡因相近而麻醉特性与丁卡因相似的局麻药。局部浸润的有效浓度为 0.1％，成人一次限量为 150mg。作用时间可达 3.5～5 个小时，故治疗后痛觉恢复较慢。

二、局麻药的不良反应

临床使用小量局麻药后进行某种治疗的情况非常之多，而发生不良反应者甚微，从而使众多医师忽略甚至全然不知局麻药可以发生不良反应。这种状况就是一种潜在的危险。事实上，局麻药中毒发生严重不良反应甚至死亡的报告，也时有发生。临床上不论是使用某种药物，还是进行某种治疗，都应首先了解其发生不良反应的概率、严重程度及防范措施，并对严重反应有相应的应对准备。

实践证明，一个复杂困难的治疗过程，可因之前的充分准备、仔细谋划而变得非常顺利；一个简单治疗，可因轻率盲目疏忽大意而酿成大错。

1. 发生原因　局麻药的不良反应按其发生机制不同，可分为特异质反应、过敏反应和中毒反应三种。

特异质反应亦称高敏反应，系由于病人特殊体质所致，常用小量局麻药后即迅速出现严重的全身性不良反应，极为罕见。过敏反应亦极少见。因为局麻药并非大分子物质，本身并无抗原性，不能"致敏"产生相应抗体。偶尔，酯类局麻药的代谢产物（对氨基化合物）作为一种半抗原可与体内蛋白质或多糖体结合形成抗原，可"致敏"产生抗体，当再次接触酯类局麻药时，可产生以组胺释放为主要表现的过敏反应。临床表现为荨麻疹、神经血管性水肿、支气管哮喘和过敏性休克等。中毒反应则是由于局麻药在血液中的浓度超过中毒阈时所产生的一系列表现，尤其表现在中枢神经系统和心血管系统。临床上大部分全身性不良反应均系中毒反应。

2. 中毒反应的临床表现　轻者仅有一过性精神症状，或表现为淡漠寡言、表情呆板、反应迟钝的抑制型；或表现为好动多语、激动瞪眼、反应夸张的兴奋型。此时，如药物已停止吸收，一般在短时间内会自行恢复。

如血药浓度继续升高，则出现眼肌和颜面肌肉的抽搐，进而发展为四肢和全身肌肉的剧烈抽搐或惊厥。此时可因呼吸肌痉挛和剧烈耗氧而出现严重发绀、意识丧失、血压骤升、心率加速，若不及时扭转，则可因缺氧导致心搏骤停。

笔者曾见有因静脉滴注普鲁卡因—琥珀酰胆碱—哌替啶复合液失控而致心搏骤停者。布比卡因是个特殊的药物，用其过量发生中毒的病人，在惊厥控制后仍可出现较为顽固而持久的室性心律失常，以室性心动过速为主。

3. 局麻药不良反应的防范 为预防毒性反应发生，多数学者提出极量或一次最大用量的概念。但由于中毒反应系短时间内血药浓度超过中毒阈所致，故除总量外，所用药浓度、给药部位的血流丰富程度、用药的间歇时间、是否加用肾上腺素，都会影响中毒的发生。具体病人的中毒阈，也因其体重大小、体质状况和一般情况等因素而不同。常用局麻药的一次最大用量列于下表以供参考（表1）。

表1 常用局麻药的一次最大用量

局 麻 药	一次最大用量
普鲁卡因	1g
丁卡因	40~60mg
利多卡因	400mg
布比卡因	150mg

临床上，门诊病人利多卡因一次应用200mg以上，就会有眩晕等轻微症状，稍事休息后即可缓解，一般不宜超过400mg。

降低用药浓度可有效降低血药浓度，是减少毒性最简便有效的措施。牢记：在同等剂量下，高浓度的毒性大于低浓度者。降低浓度又能增加容量，使局部浸润更加完善。利多卡因和普鲁卡因局部浸润时的有效浓度为 0.25%～0.5%，市售 2% 的利多卡因至少可加 3 倍容量生理盐水。之所以人们使用高浓度麻醉药，主要还是"习惯"使然。

误入血管是局麻药发生中毒反应的又一常见原因。笔者主张，不论何种穿刺，注入前都养成回吸的习惯。当然，回吸无血并不能完全排除注入血管的可能性，偶尔会有血管壁组织在针眼处形成"单向活瓣"的状况，即回吸时组织堵住针眼而无回血，推注时组织被推开而药液进入血流。实际上，局部浸润时针尖位置的不断变动，可防止大量局麻药入血。

对于软组织损伤部位较多，需要针刀治疗的范围较大，预计用药量较大的病人，可以采取以下措施：

（1）麻醉前半小时，肌内注射苯巴比妥钠 0.1g 或地西泮 5mg，可提高中枢神经系统对局麻药的耐受性，提高中毒阈。

（2）局麻药中加入少量肾上腺素：肾上腺素的局部血管收缩作用，可延缓局麻药的吸收，使血药浓度峰值降低，同时也延长局麻作用时间。肾上腺素浓度不要超过 1∶20 万（即 20ml 中含 0.1mg），总量不要超过 0.3mg。

（3）间歇法：即先麻醉一个部位，接着治疗这个部位，然后休息片刻，再麻醉下一个部位，治疗下一个部位，再休息片刻……使局麻药进入循环的时间延缓，防止血药浓度骤升。我们曾在自我治疗时用此法，2 小时内注入利多卡因达 600mg，眩晕症状都很轻微。

4. 局麻药中毒反应的处理　只有轻微症状和早期症状时，只要立即停止给药，由于药物的再分布，脑内和血内药物浓度会迅速降低，症状也就随之缓解。

如果已注入的药物还在继续吸收，血药浓度还在继续升高，就会出现惊厥。惊厥时首先要做的是防止因严重缺氧导致呼吸循环衰竭甚至心搏骤停。可用面罩做正压人工通气，迅速又有效，但误吸的威胁始终存在，待缺氧状况初步改善后，须考虑是否需要气管内插管。

抗惊厥药轻者可选地西泮，0.1～0.2mg/kg 静脉注射，因可临时配制，使用方便，临床常用。重者仍应选硫喷妥钠 1～2mg/kg 静脉注射，一般配制成 2.5％溶液（20ml 含 0.5g），只需 3～4ml 即可，达惊厥减轻即应停药，过大剂量常导致严重呼吸循环抑制。

顽固或持续惊厥者，选用肌肉松弛药是一个较好的选择，但必须施行气管内插管和人工呼吸。

如出现低血压，可用麻黄碱、间羟胺或多巴胺等血管活性药物，心动过缓则用阿托品静脉注射。如发生心搏骤停，应立即施行心肺复苏术。

布比卡因的心脏毒性为业界所关注。一般认为其可导致顽固的难治性室性心律失常。笔者曾遇 2 例异常注入较大剂量布比卡因导致中毒的患者，均采用肌肉松弛药控制惊厥，气管导管施行人工呼吸，持续胸外心脏按压，脉氧饱和度计监测氧合状况和估测人工循环状况。期间，多次出现室性心动过速并向心室纤维性颤动演变，立即静脉注射肾上腺素 1mg；出现粗大室颤或室性心动过速则静脉注射利多卡因 60mg，如此反复多次，历时 30～40 分钟，最终均恢复窦性心律，患者完全恢复健康且无后遗症出现。

三、局部浸润麻醉的方法和技巧

局部浸润麻醉，顾名思义，需将局麻药浸润到需要麻醉的组织，就能获得可靠的麻醉效果，反之，未被浸润的组织，则不能获得麻醉效果。局麻时应注意以下问题，方能获得满意效果。

1. 皮内须先浸润　皮肤是痛觉最敏感的部位，不能忽视皮内的浸润。

2. 多方向浸润　针刀治疗拟松解的各个方向均应予以浸润。不能浸润一个方向而针刀刺向另一方向。

3. 注药速度要慢　尤其是脊柱（包括骶中嵴）两侧深部组织，快速注药时局部压力的迅速改变常诱发"窜痛"，这种放射状异感传导方向并没有规律，可以达胸腹部、臀部及肢体。"窜痛"所致的难以预期的不适，可使病人产生畏惧。缓慢注药可明显减少这种不适感，首次治疗时，更应注意。

4. 手指引导控制进针方向　尤其在肋骨角等部位，可在进针点前方触及针体，控制进针方向，避免并发症。有关手指引导技术，将在臂丛神经阻滞一节中讨论。

5. 把握时间间歇　治疗范围较大的病人，切勿将所有部位麻醉后，一并针刀治疗。而宜麻醉一部分随即治疗一部分，再麻醉一部分再治疗一部分，甚至中间休息片刻，可有效降低血药浓度峰值，减少毒副作用的发生。

四、局部浸润麻醉的优缺点

局部浸润麻醉的最大优点在于简便易行、安全有效，无需麻醉专业人员施行，无需禁食禁水，随时可以施行。但中毒反应的威胁限制了其一次使用的总量，也就限制了一次治疗的范围。施行过程中的不适，尤其是放射状"窜痛"，会影响病人对其接受的程度。由此可见，局部浸润麻醉主要适用于软组织损害相对较局限的情况，此时，其优点较为明显；而大范围损伤者，其缺点也就显现了。

第二节　神经阻滞麻醉

一、颈丛神经阻滞

1. 概述　颈丛神经由颈1~4脊神经前支组成。颈1以运动神经为主，颈 2～4 则以感觉纤维为主。颈段脊神经离椎间孔后即分出前支与后支，前支行于横突表面，于横突前结节与后结节间离开横突尖端，随即上下连结成丛，并发出分支到颈深部（主要为颈侧面及前面）区域，其中浅支在胸锁乳突肌后缘中点处从深筋膜浅出，在颈阔肌深面再分出耳大、枕小、颈前皮神经等到各支配区域，是谓颈浅神经丛。

颈丛神经阻滞现多采用一针法。具体方法是：仰卧，头偏向对侧。于胸锁乳突肌后缘中点水平确定第四颈椎横突，在胸锁乳突肌后方扪清前斜角肌和中斜角肌，延该两肌之间的肌间沟向上到第四颈椎横突水平，此处该两肌大部分已演变成肌腱，两腱之间可触及 2mm 左右的缝隙，用手指引导法（详见臂丛神经阻滞节）不难将穿刺针尖送入该间隙，突破深筋膜后甚至可有向颈前区传导的轻微异感，即使无异感，也可注药5～7ml；或再进针数毫米，即可抵及横突尖端，略退针（不抵住骨质）注药。若同时要阻滞浅丛，可将针退至皮下，向前横过前斜角肌腱，在胸锁乳突肌后缘突破深筋膜，即可注药5～7ml。

颈丛阻滞的手术无需肌肉松弛。成人选用 0.3％的布比卡因即可满足颈部各手术的需要，且无膈神经麻痹之虑。即使并发喉返神经阻滞、窦神经阻滞和星状神经节阻滞，表现也较轻微。而且，术后疼痛也较轻微。

2. 针刀治疗中的应用 枕、项、颈部皮肤及浅表组织的感觉（包括痛觉）由颈丛神经向中枢传导。看起来枕项部多部位的针刀治疗可以在颈丛阻滞下完成，而实际麻醉效果并不理想。这是因为包括肌肉在内的深部组织的感觉，主要由脑神经向中枢传导，还有颈神经后支参与。颈丛阻滞不能阻滞这些神经的传导。

颈椎病等枕项部大范围软组织损伤的针刀治疗，以在全麻下施行为好，有关问题将在全麻章节中叙述。颈项部血运丰富，局部浸润麻醉时较易产生全身症状，剂量须严格控制，治疗范围也因此受限。只能限制治疗范围，增加治疗次数加以弥补。

在需要颈丛阻滞下治疗时，如未禁食又需较大范围治疗，可采取以下方法：

（1）用 0.3% 布比卡因或 1.33% 利多卡因，在左右胸锁乳突肌后缘中点深筋膜处，各注入 5～7ml，常可见药液沿胸锁乳突肌后缘上下扩散，完成浅丛阻滞。

（2）治疗前，辅以麻醉性镇痛药。可用静脉滴定法，即少量分次给药，达到既有较镇痛，又无重要呼吸抑制。此剂量一般成人芬太尼约为 0.15～0.25mg 左右。

（3）若不用麻醉性镇痛药，也可采用 0.25% 利多卡因深部组织浸润。

（4）治疗后留观。

深颈丛阻滞对于枕项部针刀治疗来说，多数情况下麻醉效果并不比浅颈丛阻滞显著改善。若要施行深颈丛阻滞，进针点应选择第四颈椎横突前结节与后结节之间。胸锁乳突肌后缘径直进针，偶可引发一过性高血压，需要注意。

二、臂丛神经阻滞

1. 概述　臂丛神经主要由颈 5～胸 1 脊神经的前支组成。相应脊神经出椎间孔后，即分出前、后支，前支在横突表面外行，于前后结节间离开横突尖，即在前、中斜角肌之间的间隙内，仍被椎前筋膜延续的筋膜所包绕，在此处上下融合成融化成上、中、下干，向前、外、下方行进，在锁骨中点处跨越第一肋骨表面，继续向外进入腋窝顶部，此间各干又分成前后两股，再组成内侧束、外侧束和后束。主要分支包括：胸长神经、胸背神经、胸前神经、肩胛背神经、肩胛上神经、肩胛下神经、腋神经、肌皮神经、桡神经、正中神经、尺神经和臂内侧皮神经等。支配上肢几乎全部感觉（除上臂内侧由肋间臂神经支配外），和与上肢活动有关的肌肉。

臂丛神经阻滞经历了艰辛的探索，早期在腋下逐一阻滞尺、桡、正中和肌皮神经，后又在腋下、锁骨上阻滞神经干。臂丛神经鞘的揭示显然是划时代的事件，人们开始认识：80ml 染料从腋鞘注入，一直可以染到颈丛神经。1964 年，winnie 提出锁骨下血管旁进路，一次注药 20～25ml 可以获臂丛神经完善阻滞，开始了臂丛神经鞘理论的临床应用。现在，臂丛神经阻滞的进路可以从肌间沟、锁骨上、锁骨下（喙突旁）直到腋下，各进路各有优缺点。总的来说，臂丛神经阻滞与硬膜外麻醉相似，阻滞区域的高低与其穿刺部位的高低及给药容量的多少有关。近年，随着经验的积累，肌间沟进路因其相对安全、简便，应用有逐步增多的趋势。

相当一些麻醉医师从业若干年后仍感臂丛阻滞缺少十分把握，究其原因多半是忽略了这样一个细节，即各层组织的阻力不同，穿刺针可因此改变前进方向。若针尖离开了肌间沟内的臂丛神经鞘，失败也就成必然。操作者若留意检查，可将非操作手的食指在进针点的前方，隔皮去细心感知针体在皮下的走向及进入深筋膜的部位。这样就可以发现，针体位置并不像体外所见部分那么理想。须知：书本所述的体表投影位置，只是为了便于描述局部解剖的空间位置，实际操作时会受到针尖的锐钝、组织阻力不同的影响。为此，笔者提出"手指引导法"讨论于后。

2. 针刀治疗中的应用　臂丛神经阻滞区域内，需要大范围针刀治疗的机会很少。小范围的针刀治疗也可以在局部浸润麻醉下完成。但对于粘连性肩周炎需手法松解时，臂丛神经阻滞是一极为有用的方法。为肩关节松解，自然可选肌间沟进路，该进路成人用药达 20ml 时，不难实现臂丛各神经的完善阻滞。

3. 手指引导法介绍　以肌间沟进路臂丛神经阻滞为例。病人仰卧，头转向对侧。穿刺部位及非操作手食指消毒后，用该指触及肌间沟后作为引导，将穿刺针在引导指前数毫米处快速刺入皮肤使针尖达皮下，此时轻微活动针尖，引导指可清晰感知针尖位置。当确定针尖已在肌间沟表面时，可将针稍微立起刺向深面，此时可获一突破深筋膜的感觉。无论有无异感，少许进针 1～2mm 即可注药。相当一些病人进针后并无异感，但注药时由于鞘内压力增加，有钝胀的传导性异感，可视为成功的佐证。

由于皮肤有一定范围的移动度，因此，皮肤上的进针点并不需要十分精确；进入深筋膜以下，针体就难以移动了，故必须确保针尖在前、中斜角肌间沟表面进入深筋膜以下。同时，皮下部分的针体或针尖是可以在皮肤表面触及的，这就为手指引导法提供了可能。关键在于摸清并确定针尖已在肌间沟表面，即使是比较狭窄的小儿肌间沟，也不难成功。

手指引导法不仅可用于肌间沟臂丛神经阻滞，同理，也可广泛用于多种穿刺技术。如颈内静脉穿刺时，比较锐利的局麻针头能很快探得静脉，但换用较粗钝的穿刺针后却不一定能立即抽得回血。这是因为钝针的阻力增加改变了针的行进方向。此时若在穿刺点前方查摸针体在皮下的位置，可能会发现针体已在深筋膜浅面向前滑行后才进入深筋膜，或发现其他情况，可根据情况加以纠正。

硬膜外穿刺时，亦可触及针体感知针体的实际行进方向。甚至局部浸润麻醉和针刀治疗时，也可用手指引导进针方向，确保针尖到达所需部位，对于提高疗效、减少并发症，也有重要意义。

第三节　椎管内麻醉

硬膜外麻醉

1. 概述　连续硬膜外麻醉曾是我国使用最为广泛的麻醉方法。近些年来，这一麻醉方法大有减少之势。这是多种原因共同作用的结果：经济的发展使人们愿意在更为舒适的条件下接受手术；一些新的超短效全麻药、镇痛药的推出使全麻的可控性进一步提高；对经济效益的追求也是重要原因之一。但是，硬膜外麻醉仍然有相当地位。在技术设备条件相对滞后的地域和经济条件尚欠发达的众多地区，它仍在广泛使用。对于分娩期止痛，硬膜外阻滞可能较其他方法更合乎生理。

有关硬膜外麻醉的理论和方法，麻醉学的专著都有详尽论述，此处不再赘述，仅就笔者经验和带教过程中的常见问题，做一简单讨论。

（1）穿刺点的选择：常见手术穿刺点的选择可在有关专著中查到。对于非常见手术，可以从两个方面考虑：一是某个穿刺点通常情况下能提供的阻滞范围；二是该手术所需要的阻滞范围。即所选的穿刺点应能提供手术所需的阻滞范围。尽管阻滞范围受很多因素影响，有时甚至难以有效控制，但多数情况下仍有一定规律。表 2 列出了常用穿刺点导管向头置管后通常获得的阻滞范围（局麻药容量为 $12\sim14ml$）。手术需要阻滞的范围，不能只考虑手术切口部位皮肤的神经支配，而应考虑手术所涉及所有部位的神经支配，还要考虑是否能取得满意的肌肉松弛。以阑尾切除术和卵巢囊肿切除术为例，两者切口均在下腹部，切口皮肤的感觉神经均入 T_{10-12} 脊髓节段。但阑尾的感觉神经随交感神经上行部分经腹腔大神经丛入 T_{5-10} 脊髓节段，随副交感神经上行部分则随迷走神经进入脑干。故较为理想的阻滞范围上界应到 T_{4-5}。事实上，即使阻滞达 T_4 节段，仍有随副交感神经上行的感觉纤维不能被阻滞，还需加用麻醉性镇痛药以抑制内脏牵拉痛。而且，阻滞达 T_{4-5} 的穿刺点应在 T_{9-10} 之间，此时最佳肌肉松弛将会在 T_{8-10} 区域。综合权衡的结果，以 T_{11-12} 间隙穿刺向头端置管并辅以麻醉性镇痛药最为理想。而卵巢的感觉神经随交感上行部分入 T_{10} 以下脊髓节段，随副交感上行部分则入 S_{2-4} 脊髓节段。穿刺点则可选择 L_{1-3} 之间的间隙。

表 2　常用穿刺点的阻滞范围

穿刺点	阻滞上界	阻滞下界
T_{8-9}	T_{2-3}	T_{11-12}
T_{9-10}	T_4	L_{1-2}
T_{10-11}	T_5	L_{2-3}
T_{11-12}	T_6	L_{3-4}
$T_{12} \sim L_1$	T_8	S_{2-3}
L_{1-2}	T_{9-10}	S_{2-3}
L_{2-3}	T_{10}	S_{2-4}
L_{3-4}	T_{12}	S_5

（2）辅助药的使用：严格意义上说，将局部麻醉药注入脊髓硬膜外腔取得节段性无痛和肌肉松弛的方法，只能称为硬膜外阻滞而非"麻醉"。它只"麻"不"醉"，而且不能阻断内脏痛觉随迷走神经等进入脑干的传入通路。因此，加用麻醉性镇痛药抑制内脏痛觉的传导，可看成是硬膜外"麻醉"的组成部分，不能依此判断硬膜外阻滞的优劣。只要预计手术会涉及那些传入通路未被阻滞的区域（脏器），麻醉性镇痛药就应当在内脏痛出现前预镇痛，而不应等出现了内脏牵拉痛后才用镇痛药。

（3）关于"试验量"的问题："试验量"是指经硬膜外导

管最初注入的 3～5ml 局部麻醉药，主要用来观察是否存在蛛网膜下腔阻滞现象。其实，试验量给予我们的信息要多得多。注入试验量时的耳鸣和心悸，常提示导管插入了硬膜外的小血管，应当调整导管位置后再追加局麻药。试验量后痛觉减轻的程度和范围，可以判断病人对局麻药的敏感程度，从而可以决定初量的总量。但这需注意试验量的剂（容）量和测定痛觉的间隔时间，剂量大和间隔时间长，都会使痛觉减轻的程度和范围增加。笔者试验量常规用 4ml，并在 5 分钟后测定痛觉改变。若在导管尖端所在脊髓节段上下测得痛觉减轻并无"无痛区"，则追加 8～10ml；测得 1～2 节段"无痛区"，追加 6～8ml；测得 3～4 节段"无痛区"，追加 4～6ml；测得 5～6 节段"无痛区"，追加 2～4ml。

（4）阻滞效果的检测：通常采用针刺皮肤测定痛觉阻滞范围。但麻醉医师常会在痛觉完全阻滞之前，试图预估阻滞效果，病人却常误以为即将手术而呼痛，造成检测的困难。需要迅速判断阻滞效果时，除应向病人说明情况（针刺只为检查药物反应）外，还可以用触摸法。由于阻滞区域内的交感神经被阻滞，其支配的汗腺分泌被抑制，而非阻滞区域交感神经未被阻滞，其支配的汗腺正常分泌。所以，当用手指触摸病人皮肤时，可感知阻滞区域皮肤干燥滑爽，而非阻滞区域则湿润黏涩，细心体验，不难辨别。由于交感神经易于被阻滞，这一现象出现也较早，因而这一方法可以作为早期判断阻滞效果的辅助手段之一。

（5）局麻药的浓度：硬膜外阻滞时，病人对局麻药的容量需求有明显的个体差异，这一状况为麻醉专业医师所熟知。其实，病人对局麻药的浓度需求也存在个体差异。较高的局麻药浓度可以获得较"深"的麻醉，付出的代价是牺牲病人的代偿功能。一旦代偿功能完全丧失，就会出现循环动力学的明显改变。麻醉医师可根据手术对肌肉松弛的要求和对病人代偿功能的评估，选择适当的局麻药浓度。一个医院也可有多个不同浓度的协定处方，以适应不同病人的需要。针刀治疗无需肌肉松弛，病人也以中老年者居多，可以适当降低局麻药浓度。笔者常用 1％利多卡因与 0.125％～0.1875％布比卡因合剂，或 1％利多卡因与 0.15％丁卡因合剂。

2. 针刀治疗中的应用　硬膜外封闭（向硬膜外腔注入糖皮质激素等药物）一直是椎间盘突出症的治疗方法之一。尤其在神经根水肿阶段，伴神经根刺激症状时，能有效缓解症状。经骶裂孔穿刺的硬膜外腔滴注，在治疗急性腰腿痛中，也有相当价值。作为针刀治疗的麻醉方法，麻醉后自然可以利用其已经置入的硬膜外导管，或硬膜外注药，或硬膜外滴注，也可用于大范围软组织松解术后的镇痛。这种镇痛不但可以减少病人治疗后的痛苦，也可解除疼痛造成的血管痉挛，改善治疗部位血运，促进恢复。

第四节　全　麻

全身麻醉按其用药类别不同大致可分为吸入麻醉、静脉麻醉和复合麻醉。1846 年乙醚麻醉在波士顿的公开表演，标志着现代麻醉的开始。半个多世纪以后，普鲁卡因进入临床（1905 年）。应用局部麻醉药的各类技术逐步得以开发和进步。近年由于超短效全麻药、镇痛药和新肌肉松弛药导入临床，全静脉麻醉的应用有所增加，但经典的氧化亚氮-氧-安氟醚（或异氟醚）复合肌肉松弛药的麻醉，以其安全、平稳、易控和经济，仍在全球占有重要地位。

一、全麻下针刀治疗特点

需要治疗的范围较大，难以用传导阻滞获得完善麻醉时，可以选择全身麻醉。全身麻醉的具体方法，由针刀治疗病人的特点及治疗对麻醉的要求决定。

1. 病人软组织损伤范围较大。这种大范围慢性软组织损伤本身特点就是病程长、病损范围大、经久不愈，虽然此类疾病有明显的年轻化趋势，但中老年仍然是疾病的高发人群和高就诊人群。因此，中老年人高发的一些慢性病，如高血压、糖尿病、冠心病和心律失常等，同时并存的概率也就比较高。麻醉医师应当像对待其他全麻手术病人一样，术前仔细评估病情，设计麻醉方案；术中仔细监测，维护生理平衡；术后也同样要加强照料。

2. 好发部位及治疗的关键部位在颈背腰臀，多需在俯卧位下施行。麻醉者自然要考虑到俯卧位对病人呼吸循环的影响，更要考虑到俯卧位麻醉管理的有效性和简便性。

3. 针刀治疗的点位数量较多，常需术前临时定位并作标记。需要依据压痛部位及慢性软组织损伤相关体征确定治疗范围。这一定位和标记的过程，需要病人保持清醒，不能进入麻醉状态。而在定位标记后将随即开始针刀治疗，需要较快进入麻醉状态。这一特点要求麻醉诱导过程迅速。

4. 手术时间的长短也是麻醉方案设计中需要考虑的重要因素之一。因治疗部位多少和参加治疗医生多少而异，通常在30～60分钟以内。

5. 针刀治疗系体表治疗，无需肌肉松弛。只需无意识、无疼痛、无严重不良反射及维持内环境稳态。

二、全身麻醉的方案

根据以上特点及麻醉要求，我们采用静脉麻醉。气管内麻醉对于俯卧位病人维护气道和保障通气来说，无疑是最好的选择。但同时也存在明显的治疗矛盾。仰卧位的气管插管和拔管，俯卧位的治疗，多次翻身以及颈项部的针刀治疗均易诱发剧烈呛咳，麻醉者必须深麻醉或应用足量肌肉松弛药，这对治疗时间偏短者，很可能造成术后较长时间的呼吸抑制。无气管内插管的静脉麻醉适用范围广，能迅速达到麻醉状态，术毕也能迅速清醒，体表无痛、无意识、无记忆的浅麻醉已能满足针刀治疗需要。主要缺点是存在呼吸抑制、气道阻塞和反流误吸的潜在危险。

下面重点讨论针对这些潜在危险所采取的措施。

1. 术前常规禁食禁饮，必要时加用甲氧氯普胺（胃复安），促进胃排空。

2. 麻醉前用药，常规用抗胆碱药，减少消化液的分泌。我们喜欢用东莨菪碱，它抑制消化液分泌，干燥呼吸道的作用明显较阿托品强；心率增快的作用则明显较弱；它的呼吸中枢兴奋作用可以一定程度对抗麻醉性镇痛药的中枢性呼吸抑制作用。须注意的是高龄患者及婴幼儿可能出现谵妄，应当减量。

3. 俯卧位时，胸骨柄部应垫一具有相当抗压性的枕头，使食管开口的水平位置高于贲门水平位置至少 10cm。这一位置既可减少胃内容物反流的机会，又可减少腹部受压造成的呼吸受限。同时应在额部垫一窄枕，与胸骨柄部所垫之枕中间的空间可放入麻醉面罩，使麻醉面罩正好罩在口鼻上，用以麻醉中管理呼吸。

4. 监测。常规监测血压、脉率、心电图和脉氧饱和度。同时又不能迷信监测数据，脉氧饱和度的反应总是滞后的，呼吸运动状态的变化总是发生在前。所以，观察呼吸状况更为重要。

三、具体实施方法

静脉麻醉的具体实施方法众多，药物的组合应按照 Wood-Damia 的全麻深度五项指标（感官、意识、运动、反射和内环境稳态），达到止痛完善，无意识、无记忆，无严重不良反应和内环境稳态。应充分考虑病人的病理生理状况、药物的相互作用、手术性质等问题，同时要充分考虑当时当地的麻醉条件，包括设备条件、药品条件、病人经济条件和麻醉者的经验、习惯等技术条件。

麻醉医师对其所用药物的了解和对其所用方法的掌握，往往比药物的选择还要重要。另外，麻醉管理简便也极为重要。在医理不相悖的前提下，不同方法都可以为相似病情的相同手术提供同样安全有效的麻醉，也都能使病人和手术者满意。这种情况下，管理简便的麻醉方法更有生命力，而相对繁琐的方法不会广为采用。

我们的药物组合以芬太尼、氯胺酮和异丙酚为主。芬太尼是强镇痛药中价格比较低廉的一种。在定位标记时静脉缓慢注射 $1.5\sim2\mu g/kg$，有效镇痛可覆盖 30～60 分钟的手术全程，如此小剂量几乎无术后药物蓄积或二次血药浓度高峰导致呼吸抑制的顾虑。氯胺酮与芬太尼有可靠的协同作用，可以显著减少异丙酚的用量。其体表镇痛效果较好的特点，正符合针刀治疗的需要。氯胺酮是苯环己哌啶类药物中精神副作用相对较少而唯一用于临床的药物。现市售氯胺酮制剂表现出的精神副作用、镇痛不足和体动，提示其纯度可能不足。其重复应用可导致清醒延迟。我们只在诱导时静脉缓慢注射 1mg/kg，一般不再追加。异丙酚则用其诱导迅速平稳，苏醒快而完全的特点，既弥补了芬太尼、氯胺酮的麻醉不足，又对抗了氯胺酮的精神副作用。首次静脉注射为 $1\sim2mg/kg$，以后需要时，间断追加 $0.5\sim1mg/kg$。针刀治疗结束后 10 分钟左右，多数病人可清醒。

我们通常在针刀医师进行定位标记时安置监测，开放静脉，随后即静脉注入东莨菪碱和芬太尼，或加小剂量（1～2mg）氟哌利多可减少术后呕吐发生率。待定位标记结束后，依次注入氯胺酮和异丙酚。术中酌情追加异丙酚。

四、麻醉管理的有关问题

1. 关于脉氧饱和度　脉氧饱和度计通过测定氧合血红蛋白和还原血红蛋白对不同波长红光的吸收率，计算动脉血的氧饱和度，间接反映动脉血氧含量，是综合反映呼吸、循环状况非常有用而又简便有效的监测，但必须注意：在一定范围内，动脉氧分压的明显下降，并不使血氧饱和度明显改变。注意氧离曲线是一 S 形曲线，其上段较为平坦，动脉氧分压降至 80mmHg 时，动脉血氧饱和度约降至 97%；动脉氧分压降至 60mmHg 时，动脉血氧饱和度约降至 93%。临床上，静脉注射氯胺酮和异丙酚后，可以出现一过性呼吸抑制。可以很快看到呼吸运动减弱减慢，而脉氧饱和度尚未明显下降。应当考虑到其氧分压已开始降低，并预期脉氧饱和度的改变会比较滞后，从而着手准备给予相应处理。

脉氧饱和度低于 93%，应当辅助呼吸，增加肺泡通气量。呼吸运动减弱减慢时，肺泡气与外界气的交换减少，肺泡气的氧含量趋于减少，二氧化碳含量趋于增加。根据肺泡气体方程，当肺泡气二氧化碳分压（$PACO_2$）超过 70mmHg 时，肺泡气氧分压（PAO_2）已降至 60mmHg。此时若单纯给予吸氧，PAO_2 固然可以改善，但 $PACO_2$ 将继续升高。此时若能辅助呼吸增加肺泡通气量，就能增加二氧化碳排出，$PACO_2$ 就能降低，PAO_2 也就能随之增高。

在我们的经验中，麻醉初期的脉氧饱和度降低，多由中枢性呼吸抑制所致，系由于多种药物呼吸抑制作用的累加；以后追加异丙酚，可有一过性呼吸抑制；麻醉维持阶段的脉氧饱和度降低，则主要由舌后坠等上呼吸道阻塞所致。

2. 俯卧位下的呼吸管理　与仰卧位下呼吸管理的原则相同，只是操作方向相反，操作手法不同。仰卧位托下颌是用无名指在下颌角处将下颌抬起，俯卧位托下颌则是用拇指在下颌角处推压下颌支，使下颌骨移向病人前方。若需用面罩辅助呼吸，则可将中指和无名指分开托起面罩，罩住病人口鼻，拇指则在下颌角处用力推压下颌支，保持气道通畅并使面罩密闭，另一手捏呼吸囊向回路内提供正压，即可完成辅助呼吸。

与仰卧位辅助呼吸一样，俯卧位辅助呼吸也会有面罩与脸颊接触不严密的情况，需用双手压紧面罩，由助手协助捏呼吸囊。呼吸管理的重要性为麻醉医师所熟知，初施俯卧位静脉全麻时，应在麻醉前试行呼吸管理，确信可以掌控呼吸时再施麻醉，以策安全。突破惯性思维后会发现，俯卧位的管理并不比仰卧位难，其发生误吸的概率会比仰卧位少得多。

3. 项枕部针刀治疗时的麻醉处理　项枕部的针刀治疗不宜在麻醉后的早期施行，此阶段可能会因呼吸抑制需要辅助呼吸，针刀治疗和麻醉处理容易相互干扰，相互影响。待呼吸抑制阶段过后，方宜施行项枕部的针刀治疗。我们喜欢去除额部窄枕，使头部低垂且转向一侧，项部伸展使针刀治疗部位易于显露。一般气道可保持通畅，必要时可用一指压下下颌角。偶尔，也有需保持原体位方能维持呼吸的情况，也有需暂停针刀治疗改善氧合后再继续的情况。总之，既要维持呼吸、维持氧合，又要完成针刀治疗。

4. 循环管理问题　腰骶部针刀治疗时，可能会有反射性心率减慢。反复多次注射异丙酚，尤其是一次注入较大剂量时，可能会有低血压。所有这些，都可以按一般麻醉问题处理，如静脉注射阿托品、麻黄碱等，不再赘述。

5. 讨论　硬膜外麻醉在针刀治疗中的应用问题讨论如下：

（1）针刀治疗的范围：对于针刀治疗范围比较局限的病人，局部浸润麻醉显然较为简便，而病损范围大的病人，需治疗的范围又常会超过硬膜外麻醉能阻滞的范围。如一些慢性腰腿痛的病人，病损部位下可累及内收肌群、骶髂关节、骶中嵴（骶神经分布区域），中可累及膝关节、阔筋膜张肌、臀中肌、臀小肌（腰段脊神经分布区域），上可累及脊椎关节突、髂腰肋肌和最长肌（中下胸段脊神经分布区域），甚至达肩背部，涉及的脊神经节段常会很多。对于颈肩腰腿均有病损的病人，我们愿采用分次治疗的方法，也可避免治疗后的反应过于强烈。对于慢性腰腿痛的病人，我们愿选 L_{1-3} 间隙穿刺向头置管，上界未阻滞区域内的病损，则加用局部浸润麻醉完成治疗。

（2）治疗顺序：大范围针刀治疗时，由于治疗的点位数量较多，常需临时定位并标记。定位需确定压痛点，因而需在无麻醉状态下进行。定位标记后，若改变体位，体表的标记和深部病损组织的相对位置也会发生改变。因此，定位标记后，最好保持体位不作大的变动。如此，硬膜外腔穿刺置管这一操作的时机，就应斟酌。我们采取两种方法：术前对病损范围有所了解已能确定穿刺点者，先在侧卧位下完成硬膜外穿刺置管，对导管稍加固定后改俯卧位，待完成定位和标记后，再经导管注局麻药。对于需先行检查、定位、标记后再确定穿刺点者，在定位标记后直接在俯卧位下做硬膜外穿刺置管注药。俯卧位下硬膜外穿刺，由于脊髓和脑脊液的重力作用，会使硬膜外后腔有所增大，已有学者提议用俯卧位穿刺以减少刺破蛛网膜的概率。我们还没有足够的数据能证明这一假设。我们的体会仅仅是，俯卧位并不增加椎旁进路硬膜外穿刺置管的难度。恐怕这也只是一个习惯问题。

俯卧位下椎旁进路硬膜外穿刺与侧卧位者并无两样。椎间隙旁开并向尾端各 0.5～1cm 垂直进针抵达椎板，滑向内上可找到黄韧带，向椎管方向进针即达硬膜外腔。其外侧方向即为侧隐窝。

（3）硬膜外麻醉在针刀治疗中的优缺点：由上可见，硬膜外麻醉比较费时、费事，应用范围限于腰、臀和下肢病损而不宜用于颈肩病损，因而应用范围有限。但其本身也是腰腿痛的治疗手段之一，当需要采用多种措施综合治疗时，显然可有一石二鸟的作用。术后硬膜外镇痛对于大范围针刀治疗者也有特殊价值，它可以缓解疼痛引起的肌痉挛，改善阻滞区域的血运，从而促进病损组织修复和针刀治疗后的恢复。此外，硬膜外麻醉时病人清醒，各种保护性反射存在，加之俯卧位的治疗体位，对防止反流误吸十分有利，可使误吸的机会减到最少。

（4）骶管阻滞：骶管阻滞的麻醉范围局限于骶部。成人正常剂量至多达下肢麻醉，因而并不适用于针刀治疗的麻醉。但骶管滴注在疼痛治疗中有特殊价值。早年的麻醉学专著曾认为骶管解剖变异多，阻滞失败率高。近年随着应用增多，经验积累，失败率并不像想象的那么高。

进针点的定位很重要。我们采用多种定位方法同时应用，综合判断，确定骶骨角及两角间的凹陷。侧卧位时，该点常在臀纹的非低垂侧，可能是骨骼的支撑和软组织下垂所致。故不宜用臀纹的延长线作定位标志。用于骶管滴注时，可直接用7G头皮针穿刺，可以不加局部麻醉。穿刺方法仍推崇"手指引导法"。即用非操作手的食指在进针点的前方感知皮下的针尖，并引导针尖进入骶裂孔。通过骶尾韧带后，向骶管的长轴方向推进，即可进入"无阻挡的空间"，回吸无血无液，少量注气注水无阻力，即可妥善固定针头，连接滴注器。

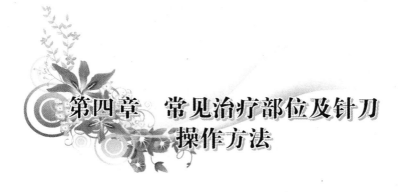

第四章　常见治疗部位及针刀操作方法

无痛针刀治疗大范围慢性软组织损伤，操作方法与普通针刀的操作方法没有什么不同，只是一次治疗的点较多，并在麻醉下进行。所以，具体的持针方法、切割剥离方法不再详细介绍。这里重点介绍常见治疗部位的具体操作。

第一节　头颈肩背部松解

头、颈、枕、项、肩、背部软组织作为结构与功能的整体，当这些部位存在系统慢性软组织损伤时，无法通过针对某些局部软组织的治疗获得满意疗效，需要针对这些部位存在的慢性软组织损伤进行系统治疗，方能够获得稳定而满意的效果。

1. 头部常见松解部位　帽状腱膜、颞肌、枕肌。

帽状腱膜（图 4-1）挛缩者，明显紧张、增厚部位，为治疗区域，在此治疗区域内，一次可选择多个治疗点，进针刀时，刀口线与帽状筋膜纤维走行方向一致，刀体与进针处颅骨骨面垂直，先给刀锋加适当压力，刺入后，至阻力感消失时停止进针，回到皮下，再行刺入，至局部紧张感或艰涩感明显减轻为度。压迫止血。

笔者曾治疗一患者，以头部长期紧箍感为主要表现，其帽状腱膜呈橡皮样，大片增厚，韧性大，针刀难以刺入，刺入后

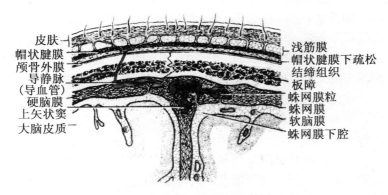

图 4-1　帽状腱膜解剖示意图

又难以拔出，经过近十次、每次选择近二十个治疗点，每点环形刺切，至局部松动感，随着治疗的进行，其厚度渐渐变薄，并逐渐恢复弹性，前后治疗近一年（其颈肩背腰臀部同样存在系统的慢性软组织损伤，一并治疗），最后征象消除。

可以根据病人局部组织病变程度，决定治疗的程度，并可重复治疗，使得局部组织逐渐恢复。

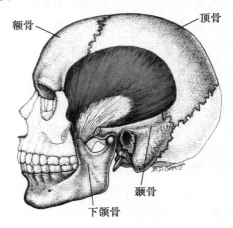

图 4-2　颞肌解剖示意图

颞肌位于颞窝的皮下，颞筋膜的深面，为扇形扁肌，起自颅骨的颞窝全部，向下逐渐集中，在颧弓深面移行为强大的肌腱，止于喙突及下颌支前缘，其浅层依次为皮肤、浅筋膜、颞浅筋膜、颞深筋膜、筋膜下疏松结缔组织，其深层是颅骨外膜（图4-2）。

在此区域内选择数个压痛、紧张、索条样改变处为治疗点，针刀顺着肌纤维，垂直皮肤进针，直达骨面，纵行疏通，再横行剥离数下，出针，压迫止血。

此处慢性软组织损伤常出现在紧张头痛患者身上，并常常表现出眉头不展，病程短者，通常疼痛范围广，但索条感不明显。此时根据压痛部位与范围，选多点散刺至颞浅筋膜。病程长者局部索条感明显，需要针对索条样改变组织行顺肌纤维方向的刺切，可选多点，每次沿索条方向隔2cm定一点，每点刺切3～5刀。必要时隔半个月以后重复治疗，至索条感明显减轻、局部紧张感消失为度。

2. 项背部　枕骨上项线、枕外隆凸下缘及两侧缘；枕骨上下线间；颈椎棘突侧缘及后缘；寰椎侧块；颈椎关节突；颈椎横突后结节存在的慢性软组织损伤；上胸段软组织在相应棘突、关节突、横突及肋骨附着处；肩胛骨内上角、内侧缘、肩胛冈上缘、冈上窝、冈下窝；锁骨及胸锁关节处等软组织附着处的治疗。上述区域内的软组织，存在肌腹部、片状浅深筋膜粘连挛缩时，可采用针刀（需要钝化处理）或银质针在此区域内行多点刺切，达到对挛缩组织有效减张的目的。对于病程过长、慢性软组织损伤程度较重者，应采用适度减张的方式，通过多次治疗累积治疗效果。

体位：俯卧位，颈胸交界处垫软枕，使颈项部处于过度伸展位，利于枕、项部相关结构的暴露、定位与治疗；在针对颞骨乳突及枕骨上项线外侧部治疗时，可在上述体位下，适度侧旋枕项部，利于治疗时的操作。

3. 操作方法

（1）枕外隆凸两侧缘、颞骨乳突及枕骨上项线：由枕外隆凸两侧缘起，内侧为斜方肌上端腱性组织，沿枕骨上项线向两侧外部延续，至枕外隆凸两侧缘与颞骨乳突连线 1/2 处，与胸锁乳突肌相续，至颞骨乳突（图 4-3）。

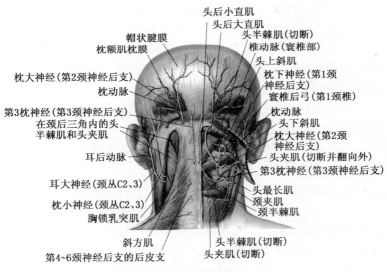

头后小直肌
头后大直肌
帽状腱膜
枕额肌枕膜
头半棘肌(切断)
椎动脉(寰椎部)
头上斜肌
枕大神经(第2颈神经后支)
枕动脉
枕下神经(第1颈神经后支)
寰椎后弓(第1颈椎)
第3枕神经(第3颈神经后支)
在颈后三角内的头半棘肌和头夹肌
枕动脉
头下斜肌
枕大神经(第2颈神经后支)
头夹肌(切断并翻向外)
第3枕神经(第3颈神经后支)
耳后动脉
头最长肌
颈夹肌
颈半棘肌
耳大神经(颈丛C2、3)
枕小神经(颈丛C2、3)
胸锁乳突肌
斜方肌
头半棘肌(切断)
头夹肌(切断)
第4~6颈神经后支的后皮支

图 4-3　枕项部软组织

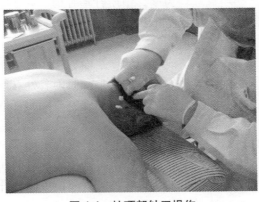

图 4-4　枕项部针刀操作

对于局限性病变点选用针刀治疗，以钝性针刀为宜，避开枕部动脉，针体与进针部位垂直，刀口线与人体纵轴平行进针，至阻力感明显处，行适度刺切，至局部阻力感明显减轻为度（图4-4）。

对于枕外隆凸两侧缘、颞骨乳突及枕骨上项线存在连续的紧张区者，可选用银质针治疗，由上项线上部进针，针体与进针部位平行，沿骨面刺入，至无阻力感时停止进针。密集针刺，使挛缩的斜方肌肌腱、胸锁乳突肌肌腱、枕项部筋膜在此附着部得到有效减张。挛缩程度重的部位，其针刺入过程中艰涩感十分明显，此处治疗时，可采用进针点特别密集的方式，可达到局部有效减张或部分松解的目的。

病程长者，局部组织增厚明显，由枕骨上项线向下，可摸到坚硬、缺乏弹性明显隆起，由枕外隆凸延续至颞骨乳突，部分病人肉眼可见，此时不宜急于求成，宜分次逐渐治疗。

（2）枕外隆凸下缘点：项韧带枕骨附着处。选择沿枕外隆凸下缘进针的入路，为保证治疗安全及疗效，应准确控制进入深度。严格控制下的缓慢进针，无阻力感时立即停止进针。重度项韧带挛缩者，针刀治疗时，可沿骨面缓慢刺切3～4针，至局部阻力感明显减轻为度。银质针治疗时，可连续刺入3～4针。每针均可在刺入后再拔至皮下，重新向两侧刺入，达到钝性松解。

（3）上项线和下项线之间的项平面

头半棘肌：内侧斜方肌深层头半棘肌附着处（图4-5）。

可将治疗内侧斜方肌附着处时的针刀或银质针继续沿骨面深入，或另行进针。重度头半棘肌粘连、挛缩者，枕外隆凸侧边下方明显增厚感、僵硬感，两侧同时出现损伤者，如两根坚硬的绳索，将项部与枕部相连，患者做枕项部后仰活动时有被阻之感。治疗时，在头半棘肌枕骨附着处，以钝化针刀沿骨面密集刺入；挛缩的头半棘肌肌腹部，用针刀垂直于局部骨面密集进针，可以达到在肌肉起点适度松解，并在肌腹部适度减张的目的。同时对此处项部筋膜适度减张。

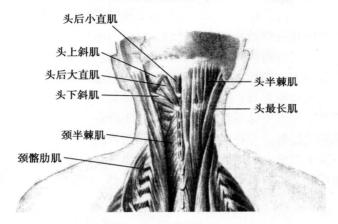

头后小直肌
头上斜肌
头后大直肌
头下斜肌
颈半棘肌
颈髂肋肌

头半棘肌
头最长肌

图 4-5　头半棘肌解剖示意图

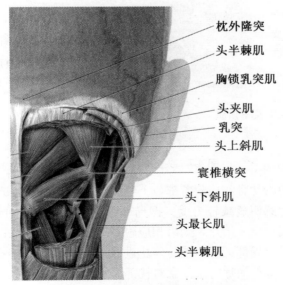

枕外隆突
头半棘肌
胸锁乳突肌
头夹肌
乳突
头上斜肌
寰椎横突
头下斜肌
头最长肌
头半棘肌

图 4-6　上项线外缘软组织附着

头夹肌：附着于乳突前缘和外方直到上项线外 1/3 段胸锁乳突肌深面，再深层为头最长肌（图 4-6）。

使用针刀治疗时，刀口线与躯干纵轴平行，刀体与相应部位皮面的切线位垂直刺入达骨面。对阻力明显层次，做环形刺切，必要时可沿枕骨骨面滑动铲切至局部阻力减轻为度。重度头夹肌粘连、挛缩者，颞骨乳突下方明显增厚感、僵硬感，在头夹肌枕骨附着处，以银质针沿骨面密集针刺；挛缩的头夹肌肌腹部，用银质针垂直于局部骨面密集进针，可以达到在肌肉起点适度松解，并在肌腹部适度减张的目的。

头上斜肌：胸锁乳突肌与斜方肌肌腱移行处深面，枕骨上下项线间头上斜肌附着处（图 4-7）。

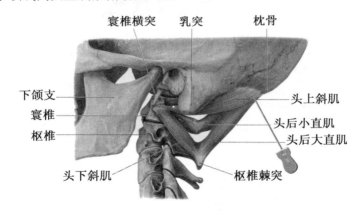

图 4-7　头上斜肌解剖示意图

针刀沿枕骨相应附着部位上缘进入，沿骨面滑动铲剥，至局部阻力感明显减轻为度。据局部组织损伤情形，可选 2～3 点。使用银质针治疗，则沿相应附着部位上缘进入，沿枕骨骨面潜行，至局部无阻力感时停止进针，可并行进针 3～5 根。

以上部位治疗时应注意对枕部血管、神经的避让。以手指指腹在相应部位触摸，可感知动脉搏动，以此避开相应部位的小动脉。

（4）椎枕肌枕骨下项线附着处（图4-8）：头后大直肌止于斜方肌腱下，腱的外1/2部枕骨下项线外侧部；头后小直肌止于枕骨下项线偏内侧（即头半棘肌的腱下，腱的内1/3部）。采用针刀治疗为佳，针刀体与相应附着处骨面垂直进入，至骨面后，在骨面滑动剥离，至局部阻力感明显减轻为度。采用银质针治疗时，可从附着处上方进针，沿枕骨骨面潜行，至阻力感消失时立即停止进针。需要对解剖能够准确把握、准确控制进入深度者方可应用。对此处解剖位置不能准确把握者，宜选择颈2棘突、颈1侧块侧缘进行相应松解。安全性更大。

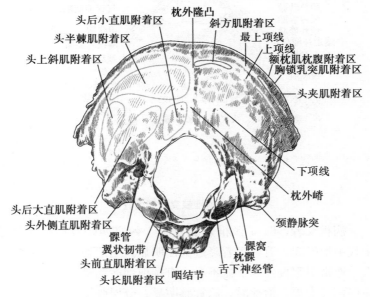

图4-8　枕骨软组织附着点

（5）颈椎棘突压痛点：上部斜方肌骨骼附着处，另有小菱形肌、上后锯肌、头夹肌、颈半棘肌、颈棘肌和棘间肌等附着，以第2颈椎棘突，第5、6、7颈椎棘突为易损伤点，亦可根据局部软组织病变情况选择多个治疗点。

以颈椎棘突两侧及后缘为治疗部位，刀口线与颈椎顺列平行（图4-9），刀体与皮面垂直，刺入直达棘突，先行纵行疏通，然后在棘突两侧，沿棘突骨面滑动铲剥至局部无阻力感为度。病程长者，颈2棘突两侧，形成不对称隆起，局部僵硬感。治疗时，由隆起部位，由浅入深分层刺切，至棘突侧缘后缘骨面时，沿骨面滑动，至局部松动感。程度重者，宜适度治疗，逐渐达到治疗目标。

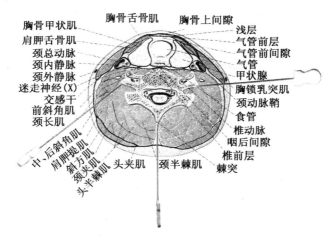

图4-9　颈椎棘突针刀治疗图

病程长者，6、7颈椎棘突及胸1棘突两侧及后缘亦常常出现圆形隆起，有些患者隆起大而明显，质地硬，多年慢慢增大。通常引起慢性脑供血不足。有颈项部活动时受阻感，患者显得颈部变短。治疗时，滞针感明显。分层刺切，至棘突侧缘骨面，至局部松动感。通常经过2～3次治疗，隆起可以基本消除。颈项活动度明显增加。

（6）颈椎横突后结节：颈1～4横突尖为肩胛提肌上端附着处，颈5～7横突尖为中、后三斜角肌上端附着处（图4-

10）。刀口线与颈椎纵轴平行，刀体与皮面垂直，刺入直达颈椎横突后结节，沿横突后结节骨面滑动铲剥至局部无阻力感为度。

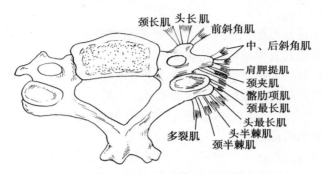

图 4-10 横突后结节软组织附着示意图

（7）颈椎关节突压痛点：为多裂肌（颈 4～7）和旋椎肌（颈 3～7）（图 4-11）。针刀直达关节突骨面，在骨面滑动铲剥，至局部松动感。

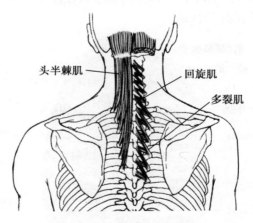

图 4-11 多裂肌解剖示意图

（8）项韧带、项伸肌群和项筋膜挛缩、瘢痕、钙化部位：

局部垂直进针至有明显阻力层次，在此层纵行切割，至无阻力感时，再深入下一层次，至此治疗点各层阻力感减弱为度。根据患者具体情形，选择多点治疗，达到消除项部软组织高应力状态的目的。

上述部位的组织挛缩、瘢痕形成等变化范围大，程度重时，要使其发生逆转，则需要多次重复、每次适度治疗，从浅到深，分层次松解减张。开始重点在浅层组织的松解，适度做骨面的治疗，在浅层组织张力明显降低后，再进一步处理深层组织，以此次序，完成治疗，可以减轻治疗反应，减少短期内征象加重的机会。

颈部治疗区各治疗部位，均以选择针刀治疗为佳。可发挥针刀准确达到解剖部位、准确达到治疗层次、在相应层次进行治疗操作的特点。

颈椎关节突、颈椎横突后结节的治疗可以在侧卧位下进行，也可在俯卧位下侧入进针。颈枕部其他部位则可在俯卧位下完成。以左手固定治疗部位的相应骨性标志，可以达到准确定位、准确治疗的目的。

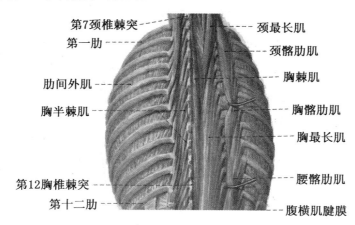

第7颈椎棘突 --- 颈最长肌
第一肋 --- 颈髂肋肌
肋间外肌 --- 胸棘肌
胸半棘肌 --- 胸髂肋肌
--- 胸最长肌
第12胸椎棘突 --- 腰髂肋肌
第十二肋 --- 腹横肌腱膜

图 4-12　胸椎软组织解剖示意图

（9）胸椎棘突两侧缘：腰背筋膜浅层、斜方肌筋膜、背阔肌腱膜、小菱形肌、大菱形肌、上后锯肌、胸半棘肌、多裂肌、旋椎肌等附着处（图4-12）。针刀刀口线与躯体纵轴平行，针体垂直局部皮肤，进入后沿胸椎棘突两侧缘由浅入深滑动进入至无阻力层退出，反复操作至局部有松动感为度。依病情程度，决定进针密度，达到有效减张为目的。

（10）胸椎后关节突、胸椎横突尖：由浅入深为腰背筋膜浅层、斜方肌及筋膜、背阔肌腱膜、最长肌肌腹、多裂肌、旋椎肌附着处，头半棘肌、胸半棘肌在胸椎横突尖附着。针刀刀口线与躯体纵轴平行，针体垂直局部皮肤，进入后由浅入深，分别针对不同层次阻力感明显之组织，进行切割剥离，进入至关节突骨面后，沿关节突骨面滑动铲剥至局部有松动感为度。向外侧滑动至胸椎横突尖部位，沿骨面滑动剥离至局部有松动感为度。

（11）肋角：髂腰肋肌肋骨附着点。针刀刀口线与躯体纵轴平行，针体垂直局部皮肤，以左手拇指固定肋角处肋骨骨面，针刀至骨面后，在骨面上滑动铲剥，至局部松动感。治疗时保证针刀在肋骨骨面上，不得离开骨面。

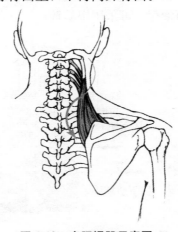

图 4-13　肩胛提肌示意图

（12）肩胛骨内上角治疗点：肩胛提肌下端附着于此处（图 4-13）。针刀刀口线与内上角骨面局部平行，针体垂直局部皮肤，直达肩胛骨内上角骨面，沿骨面滑动剥离至局部有松动感为度。病程长者，肩胛提肌下端附着处通常形成片状韧性较大的瘢痕组织，显示肩胛骨内上角骨面片状增厚区，此时需要在肩胛骨内上角骨面附着处选择 2～3 点，点状松解附着处，并对连接处增厚的组织选择多点行刺切减张，必要时重复治疗，方能有效减张挛缩的肩胛提肌。

（13）肩胛骨脊柱缘：小菱形肌和大菱形肌附着于肩胛骨脊柱缘。针刀刀口线与躯体纵轴平行，针体垂直局部皮肤进入至肩胛骨脊柱缘，沿骨面滑动剥离至局部无阻力感。病程长者，大、小菱形肌多挛缩，并与周围组织粘连，治疗时除针对肩胛骨脊柱缘与颈胸椎棘突外，需要同时兼顾其肌腹处的减张，并注重肌腹部与周围组织粘连的松解。

（14）冈上窝：冈上肌内端附着于冈上窝（图 4-14）。冈上肌内端冈上窝附着处治疗时，需要保证针刀在冈上窝内，在骨面做滑动。也可仅针对冈上肌筋膜及纤维化的索条做适度减张，而不做骨面治疗。可采用银质针，注意刺入深度。

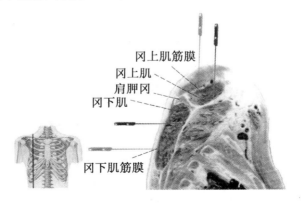

冈上肌筋膜
冈上肌
肩胛冈
冈下肌

冈下肌筋膜

图 4-14　冈上窝针刀治疗示意图

（15）肩胛冈—肩峰—锁骨外三分之一上缘：斜方肌外端附着处在肩胛冈上缘（图 4-15），由内向外沿肩峰内缘转至锁骨外段上缘、锁骨、肩峰，可侧卧位进行，亦可仰卧位实施治疗。以左手拇指与食指固定锁骨上下缘，可以保证治疗的准确，并防止意外损伤的发生。

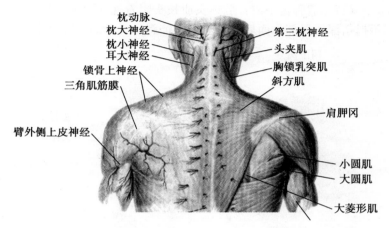

图 4-15 斜方肌示意图

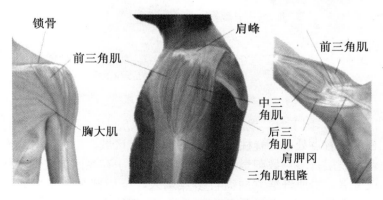

图 4-16 三角肌解剖示意图

（16）锁骨—肩峰—肩胛冈下缘：三角肌上端的前 1/3 附着于锁骨外 1/3 段的前方，中 1/3 部附着于肩峰外缘，后 1/3 部附着于肩胛冈外段（图 4-16）。针刀刀口线与相应骨面纵轴平行，垂直进入达相应骨面后，沿下缘骨面滑动铲剥至局部无阻力感。

（17）肩胛盂下唇：肱三头肌长头附着处（图 4-17），以一手拇指深压局部骨面后刺入至骨面铲剥，至局部无阻力感。

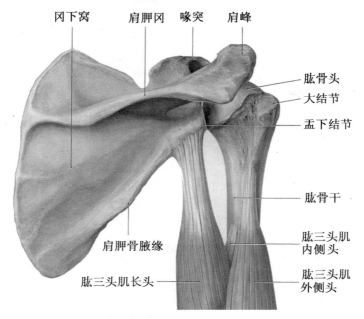

冈下窝　　肩胛冈　喙突　肩峰

肱骨头

大结节

盂下结节

肱骨干

肱三头肌内侧头

肱三头肌外侧头

肩胛骨腋缘

肱三头肌长头

图 4-17　肱三头肌附着点

（18）冈下窝：浅层为浅筋膜层，深层为冈下肌在肩胛骨面的附着点处，近脊柱缘为冈下肌易损害区域。针刀针对局部浅筋膜层行多点散刺至局部无阻力感，对于存在冈下肌索条样改变者，沿肌纤维方向纵行多点刺入，至局部艰涩感减轻为度。严重肌挛缩者，分次适度减张，积累治疗效果。可用银质针操作。

（19）肩胛骨腋缘内侧：小圆肌和大圆肌附着处（图 4-18），针刀在治疗完浅层筋膜层后，达局部骨面，沿骨面铲剥至局部无阻力感为度。

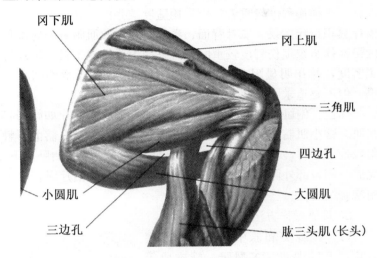

冈下肌

冈上肌

三角肌

四边孔

小圆肌

大圆肌

三边孔

肱三头肌（长头）

图 4-18　大小圆肌附着处

第二节　腰背下部松解

背、胸、腰、骶、臀、腿部软组织作为结构与功能的整体，当这些部位存在系统慢性软组织损伤时，无法通过针对某些局部软组织的治疗获得满意疗效，需要针对这些部位存在的慢性软组织损伤进行系统治疗，方能够获得稳定而满意的效果。

1. 治疗部位　下胸段及腰骶部脊柱周围软组织；臀腿部周围的软组织；其他相关部位的慢性软组织损伤。确定上述部位或其中的部分位置存在慢性软组织损伤者，针对性地进行系统性闭合性松解减张术治疗。

上述区域内的软组织，存在肌腹部、片状浅深筋膜粘连挛缩时，可采用针刀（需要纯化处理）或银质针在此区域内行多点刺切，达到对挛缩组织有效减张的目的。对于病程过长、慢性软组织损伤程度较重者，应采用适度减张的方式，通过多次治疗累积治疗效果。骶骨背面、臀部、股内收肌附着处等部位的慢性软组织损伤程度较重时，可采用银质针为工具，增加针刺密度，并在明显阻力感的层次，行环形针刺，增加减张效果，但不要追求一次达到满意减张的效果。

体位：俯卧位或侧卧位。一侧臀部外侧肌的治疗如阔筋膜张肌、臀小肌髂骨背面附着处，臀部筋膜髂前上棘、髂前下棘附着处治疗时，可采用俯卧位（一侧蛙位）。也可在侧卧位下，完成一侧臀部外侧肌的治疗。股内收肌群附着处治疗时，可采用膀胱结石位。

2. 具体操作方法

（1）腰棘突和骶中嵴：腰背筋膜后叶、下后锯肌、多裂肌、旋椎肌等附着处（图4-19）。针刀刀口线与身体纵轴平行，沿腰椎棘突和骶中嵴侧缘垂直进入，缓慢进入至局部无阻力感上提后再行进入，由浅层筋膜至深层腰部深层肌附着处铲切，至局部无阻力感。

（2）腰椎板和骶骨背面：腰背筋膜后叶、腰部深层肌肌腹、深层肌附着处。针刀刀口线与身体纵轴平行，垂直进入，针刀针对挛缩的腰背筋膜浅层、有条索样变肌群的肌腹切割，致局部无阻力感后，上提针刀再行深

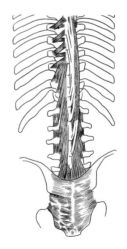

图 4-19　腰部深层软组织解剖示意图

入，由浅层筋膜至腰部深层肌附着处铲切，至局部松动感后出针。

（3）腰椎横突尖部：腰背筋膜浅层、腰方肌、腰肋韧带等附着处（图 4-20）。针刀达相应骨面后，沿横突尖周缘刺切至局部阻力感明显降低；再沿及横突尖背面滑动至阻力感减轻为度。

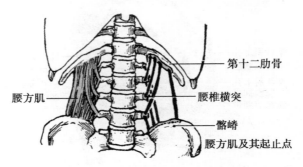

图 4-20　腰方肌解剖示意图

（4）腰椎后关节：为多裂肌和旋椎肌的附着处。针刀垂直进入达腰椎后关节，在骨面滑动铲剥至局部无阻力感。

（5）髂嵴：腹外斜肌、腹内斜肌、腹横肌、腰方肌、背阔肌和缝匠肌附着处，内侧近髂后上棘处为腰背筋膜浅层及骶棘肌下外端附着处。针刀刀口线与局部骨缘垂直方向一致，针体垂直骨面刺入，达骨面，沿髂嵴上缘滑动铲剥，致局部无阻力感后出针。

（6）髂后上棘：髂后上棘内上缘有骶棘肌、腰背筋膜浅层附着，外缘为臀大肌部分起点附着处。根据患者局部损害情形及不同体形，选择多个治疗点，刀口线与局部骨缘方向平行，针刀沿骨缘斜刺，沿骨面滑动剥离至局部无阻力感。

（7）骶髂关节内侧缘直至骶骨末端：为骶棘肌下外端及腰背筋膜浅层附着处。根据患者局部损害情形及不同体形，选择多个治疗点，刀口线与局部骨面平行，针刀沿局部骨面进入至相应解剖组织附着处，沿骨面滑动剥离至局部无阻力感。

（8）髂翼外面：浅层为臀部筋膜，内有臀上皮神经通过，骨面内侧为臀大肌，臀大肌附着处稍外方为臀中肌附着，臀中肌附着处下外后方为臀小肌附着，后上方为阔筋膜张肌附着处(图 4-21)。

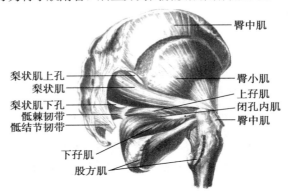

图 4-21　臀部软组织解剖示意图

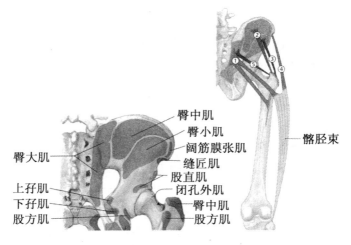

①臀大肌；②臀中肌；③臀小肌；④阔筋膜张肌

图 4-22　髂骨外翼软组织附着处

可选择多个治疗点，刀口线与局部肌纤维方向一致，针刀垂直皮肤刺入。根据检查及针刀下的感觉，分别治疗臀部筋膜（浅层）、挛缩的臀大肌、臀中肌、臀小肌、阔筋膜张肌肌腹、髂胫束等（存在明显条索样改变者）（中层），至骨面治疗臀大肌、臀中肌、臀小肌、阔筋膜张肌附着处（图4-22）。针刀至相应解剖结构后，行局部分层切开松解至无艰涩感，至骨面时则沿骨面滑动剥离至无艰涩感出针。臀部的治疗应避开梨状肌上下部位，如此区域需要治疗应保证治疗层次在深筋膜浅层。

臀部软组织重症挛缩并不少见，重症挛缩时，呈片状僵硬感，缺乏弹性，针刀或银质针刺入时艰涩感明显。此时治疗应循序渐进，制定多次治疗计划，从浅层软组织适度减张开始，分次逐渐深入，在浅层组织弹性部分恢复时，深层肌组织呈索条样变将更为明显，在索条组织上，多点散刺，每次治疗间隔在1个月左右。

（9）骶尾骨背面：此处为臀大肌内端下部附着处（图4-23）。可选择多个治疗点，刀口线与局部肌纤维方向平行，针刀垂直骨面刺入皮肤后，根据检查及针刀下的感觉，沿骨面滑动剥离至局部无艰涩感。

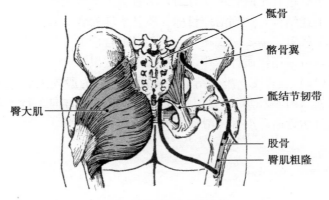

骶骨

髂骨翼

骶结节韧带

股骨

臀肌粗隆

臀大肌

图4-23　臀大肌附着点

（10）耻骨上支、耻骨结节、耻骨下支：耻骨肌附着于耻骨上支下缘；内收长肌附着于耻骨结节下方和耻骨联合处；股薄肌和内收短肌附着于耻骨下支；内收大肌附着于耻骨下支直至坐骨支和坐骨结节（图 4-24）。

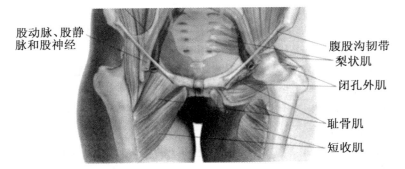

股动脉、股静脉和股神经

腹股沟韧带

梨状肌

闭孔外肌

耻骨肌

短收肌

图 4-24 耻骨软组织附着点

根据患者局部损害情形及不同体形，可选择多个治疗点，截石位治疗。刀口线与局部肌纤维方向平行，针刀进入后，沿骨面滑动剥离至局部无艰涩感。耻骨上支耻骨肌附着处，进针时，需要避开股动脉、股静脉与股神经。宜选择银质针，由耻骨结节处进针至耻骨上支骨面，沿耻骨上支骨面潜行。可有效避开上述结构，达到治疗目标。股骨头坏死者，其内收肌群挛缩一般较重，需要多次减张，必要时配合挛缩肌的肌腹部多点减张，可采用银质针治疗，可加强治疗效果。

（11）坐骨支—坐骨结节外侧面：该处为股内大收肌上端附着处（图 4-25），针刀刀口线与局部肌纤维方向平行，垂直进入直达骨面，沿骨缘滑动剥离至局部无艰涩感。

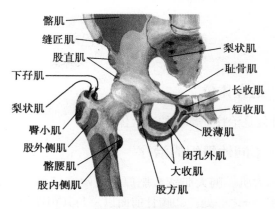

图 4-25 耻骨上下支软组织附着点

（12）耻骨联合与耻骨结节上缘：为腹直肌和棱锥肌耻骨附着区（图 4-26）。针刀刀口线与局部肌纤维方向平行，垂直进入后直达骨面，使刀口线与局部骨面上缘平行，沿骨缘滑动剥离至局部无艰涩感。

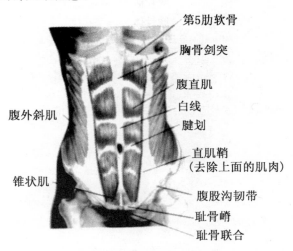

图 4-26 腹直肌和棱锥肌附着点

第三节　胸腹部松解

一、适宜体位

仰卧位是治疗此部位的适宜体位。

二、不同软组织的治疗

1. 胸大肌　胸大肌宽大肥厚，起端有三部分：①锁骨近端上面前三分之一处。②胸骨前面以及与其相连的上六个肋软骨骨面。③起于腹直肌鞘的前层。全部肌纤维向外汇聚于肩部，呈一短粗扁平的总腱，止于肱骨大结节嵴（图 4-27）。胸

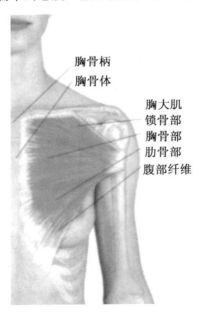

胸骨柄
胸骨体

胸大肌
锁骨部
胸骨部
肋骨部
腹部纤维

图 4-27　胸大肌解剖示意图

大肌肌腱起止点处敏感压痛点进针，直达相应骨面，后在骨面滑动剥离，针刀不离骨面。

2. 腹壁软组织 腹壁软组织挛缩、痉挛，致腹壁疼痛，包括剑突、肋弓、髂嵴、耻骨上支及耻骨联合、腹直肌、侧腹壁等处的疼痛与压痛（图 4-28）。

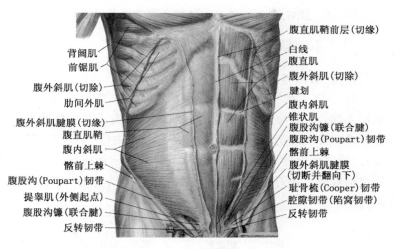

背阔肌
前锯肌
腹外斜肌(切除)
肋间外肌
腹外斜肌腱膜(切缘)
腹直肌鞘
腹内斜肌
髂前上棘
腹股沟(Poupart)韧带
提睾肌(外侧点)
腹股沟镰(联合腱)
反转韧带

腹直肌鞘前层(切缘)
白线
腹直肌
腹外斜肌(切除)
腱划
腹内斜肌
锥状肌
腹股沟镰(联合腱)
腹股沟(Poupart)韧带
髂前上棘
腹外斜肌腱膜(切断并翻向下)
耻骨梳(Cooper)韧带
腔隙韧带(陷窝韧带)
反转韧带

图 4-28 腹部软组织

上述部位以针刀为最佳治疗工具。刀口线均与手术点肌纤维走行方向一致，有骨性标记的治疗部位，针刀达相应骨面后，沿骨面滑动剥离，至局部无阻力感。腹直肌腱划处治疗时，以局部阻力感明显的层次为治疗层次，至局部阻力感降低为止。严格控制治疗深度及治疗层次。此部位在强直性脊柱炎驼背治疗时，应用更多，针对挛缩的腹直肌等多次适度松解，松弛腹壁软组织，有利于患者驼背畸形的减轻。由于腹部切口周围瘢痕挛缩致手术切口痛时，在挛缩程度重时，同样做到分层松解，积累疗效。

第四节　上肢部位松解

一、适宜体位

仰卧位是治疗此部位的适宜体位，部分患者可以采用侧卧位。

二、不同软组织的治疗

（一）肩部与上臂

1. 喙突　喙突上有 5 个解剖结构，喙突外 1/3 为肱二头肌短头起点，喙突中 1/3 为喙肱肌，喙突内 1/3 为胸小肌起点。喙突外上缘为喙肩韧带，喙突内上缘为喙锁韧带（图 4-29）。喙突部位针刀治疗时，以左手拇指固定相应解剖结构在喙突附着处，针刀在相应结构所附着区域滑动剥离，至局部无阻力感。

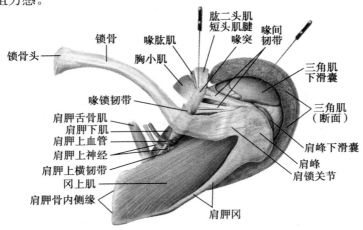

图 4-29　喙突部位软组织附着

2. 肱骨大结节、肱骨大结节嵴　冈上肌附着于肱骨大结节上方的大结节上压迹，冈下肌外端附着于肱骨大结节后方的中压迹，小圆肌外端附着于肱骨大结节后方最低的小压迹；胸大肌外端附着于肱骨前方的大结节嵴。肱骨大结节、肱骨大结节嵴针刀治疗时，分别针对上述病变部位，在相应骨面滑动剥离，至局部无阻力感。

3.肱骨小结节　肩胛下肌外端附着于肱骨小结节，大圆肌附着于肱骨前方小结节嵴、背阔肌附着于肱骨前方结节间沟的内侧边缘。针刀治疗时，在相应部位滑动剥离，至局部无阻力感。

4.肱骨后方上 1/3 段处为肱三头肌外侧头附着处；三角肌下端附着于肱骨外方接近中点的三角肌粗隆。

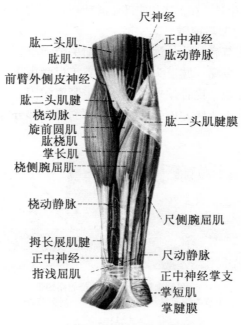

图 4-30　前臂内侧软组织解剖示意图

5.肱骨内上髁　前臂屈肌群（屈指浅肌、屈指深肌、尺侧腕屈肌、桡侧腕屈肌和旋前圆肌）上端骨骼附着处（图4-30）。

6. 肱骨外上髁　前臂伸肌群（桡侧伸腕长肌、桡侧伸腕短肌、伸指总肌、尺侧伸腕肌和肘后肌）上端骨骼附着处（图4-31）。

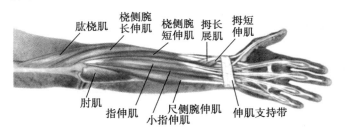

图 4-31　前臂伸肌群

针刀治疗时，在上述相应部位滑动剥离，至局部无阻力感。

（二）肘部与前臂

1. 肘关节囊　肱骨远端桡屈侧肘关节囊点。
2. 尺骨鹰嘴　肱三头肌远端附着于尺骨鹰嘴。
3. 桡骨颈　桡骨颈外周被环韧带紧密包围。
4. 尺骨头背侧　该处附着的是深筋膜和部分背侧腕韧带。

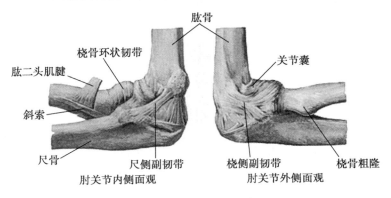

图 4-32　肘关节关节囊

5. 尺骨茎突　此处系腕关节囊和滑膜附着处，其外侧有腕尺侧副韧带加强固定（图 4-32）。

　　上述结构针刀治疗时，以左手拇、食指或单一指固定治疗部位后，进针刀至相应骨性标记后，沿骨面滑动剥离，至局部无阻力感。

第五节　下肢部位松解

　　1. 股骨臀肌粗隆压痛点　臀大肌下部的外端附着于股骨臀肌粗隆。

　　2. 股骨干前侧、内侧或外侧压痛点　在股骨干前侧附着的有股中间肌；内侧附着的有股内侧肌和股中间肌；外侧附着的有股外侧肌和股中间肌以及后侧附着的有股内收大肌和股二头肌短头（图 4-33）。

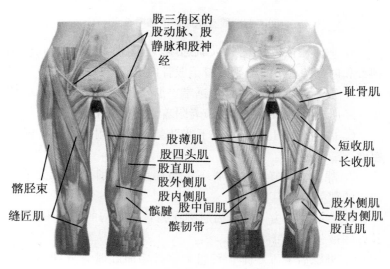

图 4-33　股四头肌解剖示意图

　　3. 髂前下棘　股直肌直头附着处（图 4-34）。

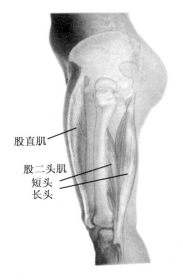

图 4-34　股直肌髂前下棘附着点

4. 股骨内上髁　内收大肌远端、腓肠肌内侧头、胫侧副韧带和内侧膝关节囊分别附着于股骨内上髁。

5. 股骨外上髁　髂胫束远端、腓侧副韧带、腓肠肌外侧头、跖肌、腘肌和外侧膝关节囊附着于股骨外上髁。

6. 髌尖粗面压痛点　髌下脂肪垫前上缘附着于整个髌尖粗面。

7. 踝前方关节囊　胫骨下关节面前方和腓骨外踝关节面前方的踝关节囊附着处。

8. 内踝后下方　胫骨后肌腱在胫骨内踝沟的腱鞘中通过，其外侧被分裂韧带所包围。

9. 外踝后下方　腓骨长肌和腓骨短肌在腓骨外踝后下方的总腱鞘中通过，其外侧被腓骨肌上、下支持带所包围。

10. 跗骨窦　踝关节外下前方的跗骨窦中有一块脂肪垫，附着于窦四周的骨骼和韧带上。

11. 舟骨粗隆　胫骨后肌附着于舟骨粗隆。

12. 跟结节　跟腱附着于跟结节，跟腱外周被腱鞘所包围；跟腱前方有一脂肪垫黏附，与踝后关节囊相间隔。

13. 跟底压痛点　该处为跖腱膜跟骨附着处。

上述结构针刀治疗时，以左手拇、食指或单一指固定治疗部位，进针刀至相应骨性标记后，沿骨面滑动剥离，至局部无阻力感。

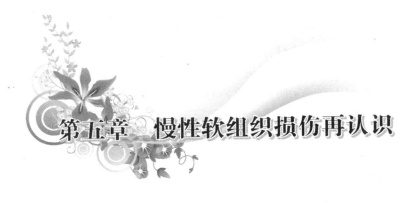

第五章　慢性软组织损伤再认识

第一节　基本概念

本书讨论的软组织，是指椎管外骨骼肌、筋膜、韧带、关节囊、滑膜、椎管外脂肪等人体运动系统软组织。

一、局部性损伤

1. **定义**　损伤范围局限于某一肌肉起始点，某一韧带附着点，或皮下脂肪组织形成的局部性损伤病灶，筋膜某一局部性损伤病灶，损伤部位可用某一解剖结构来描述的，称为局部性损伤。如：肱二头肌长头肌腱炎，膝关节内侧副韧带损伤，臀部肌筋膜炎、腰三横突综合征等。

2. **临床表现**　局部性慢性软组织损伤可有以下两种表现方式：

（1）局部疼痛及功能受限。

（2）可引起区域性或系统性软组织损伤的表现。

如 L_5 关节突周围的慢性软组织损伤，其表现为局部疼痛、活动受限。若刺激或卡压相应脊神经后支的内侧支时，可出现区域性临床表现，表现为腰骶部竖脊肌的痉挛或竖脊肌肌力减弱引起腰骶部疼痛和无力，范围较大。持续存在的异常刺激可引起相应的神经功能紊乱，出现臀腿部软组织功能异常的表现。

L_{1-3}的软组织损伤卡压或刺激相应节段脊神经后支的外侧支时，可出现臀上皮神经功能紊乱，表现为腰臀腿后外侧部位的疼痛、痛觉过敏或麻木、痛觉减退等，亦可出现局部对冷热的敏感性异常（交感神经功能紊乱的征象），并可出现消化与泌尿系统表现（相应节段的交感神经异常）。

二、区域性损伤

1. 定义　运动系统某一解剖区域，同时存在多个组织、器官的慢性软组织损伤，出现广泛复杂的疼痛综合征者，称为区域性慢性软组织损伤。

2. 临床表现　如腰部慢性软组织损伤，其损伤的范围可以涉及 L_{1-5} 多节段，可以涉及关节突周围的关节囊，可以涉及附着于横突尖部及棘突部的腰背部筋膜、皮下组织，关节突、横突尖、椎板、棘突等部位附着的竖脊肌及相关软组织。

上述软组织损伤必然伴随脊神经后支的内外侧支的卡压或刺激，引起腰、臀、腿相关肌群的痉挛或肌力减弱及上述部位感觉疼痛、感觉过敏或感觉减退、敏感性异常、异常感觉等；引起自主神经功能紊乱致血管舒缩功能紊乱，消化、泌尿、生殖等内脏功能紊乱或器质性改变；患者可出现焦虑、抑郁等情感与心理异常。

起始于腰骶部的竖脊肌如最长肌、髂腰肋肌，其止点在胸段的肋角、肋横突关节等部位，这些肌群起始部位损伤发生肌肉痉挛或挛缩时，出现胸段软组织损伤征象，病程短者随着腰骶部软组织损伤的治愈或缓解而自行缓解；病程长者，除了原有症状外，还可表现为消化系统、泌尿系统、生殖系统征象等。上述表现可被概括为腰骶部慢性软组织损伤综合征。

肩胛骨周围的慢性软组织损伤，主要指肩胛骨背面、侧缘、内上角、肩胛冈上下缘附着的软组织，包括冈上肌、冈下肌、小圆肌、大圆肌、肩胛提肌、菱形肌、斜方肌等；冈上肌、冈下肌、小圆肌、大圆肌等广泛损害发病，就会出现肩关节周围附着处的疼痛、功能障碍等征象，又可以通过神经反射出现肩、肘、腕、手部疼痛等征象。肩胛提肌慢性损伤者多出现上位颈椎横突后结节附着处软组织损伤的表现，引起脑部与五官征象等；菱形肌、斜方肌损伤，颈及上位胸段脊柱棘突边缘的损伤可出现心脏、胸部、头部及五官征象。以上我们称为颈肩胛骨周围软组织损伤综合征，即区域性损伤。

三、系统性损伤

1. 定义　运动系统软组织存在多区域、多部位慢性软组织损伤，各损伤部位存在明确的内在联系性，称为系统慢性软组织损伤。

2. 慢性软组织损伤的内在联系性表现

（1）全身因素作用：全身因素，致全身软组织承受负荷的能力降低（如营养失衡、疾病损伤等）。

（2）超负荷状态：多部位的软组织持续处于超负荷状态（如较长时间的站位、坐位、坐位伏案或长时间重复某一系列动作等）；形成的多区域软组织成规模的慢性软组织损伤病理变化。病程长者，其存在的慢性损伤基本为不可逆性损伤，非人为有效干预难以阻止其发展。

（3）继发性损害：局部或区域性慢性软组织损伤持续存在，在机体自我调节的作用下，出现运动系统多部位的软组织损伤。这些损伤部位间存在生物力学、神经调节因素等内在联系，称为系统性慢性软组织损伤。

持续较长时间后，这些部位的软组织损伤基本为不可逆性损伤，非人为有效干预难以阻止疾病的发展。如颈部存在慢性软组织损伤一段时间后，肩背及（或）上肢出现慢性软组织损伤的表现。颈部与肩背部及上肢存在着神经支配及生物力学联系，两者间相互影响则是必然。

随着损伤的持续存在，生物力学因素、神经调节因素、机体其他内在因素同时作用，脊柱的力学改变如侧弯、前后生理曲度改变、局部或多部位旋转等改变，这些改变对整体生物力学影响巨大，这些生物力学异常也对神经系统产生复杂影响，并进而出现系列表现。

局部或区域性慢性软组织损伤，对机体不同功能产生影响，致全身软组织承受负荷的能力降低（如营养失衡、疾病损伤等）；或多部位的软组织持续处于超负荷状态（持续的精神紧张，持续的应激状态等）；或上述因素同时存在，形成的慢性软组织损伤为系统性慢性损伤。

如腰段、胸段，影响机体消化吸收功能，患者出现营养失衡表现，影响整体健康状况，运动系统软组织也因此降低其承受负荷的能力，同时降低机体自我恢复能力，成为系统慢性软组织损伤发生的重要机制。

颈项部或颈胸交界部或背部存在慢性软组织损伤，影响颈上中下交感神经功能，直接影响脑部不同中枢的血液供应，致神经、内分泌等多种功能异常，降低软组织承受负荷的能力，降低机体恢复的功能，机体其他部位的慢性软组织损伤更易发生，这些因素都使得慢性软组织损伤易呈现系统损伤。

（4）应激性因素：不同部位的慢性软组织损伤造成的各种表现，使机体工作能力明显下降，生活质量明显降低，工作、生活中许多正常事件可能成为其应激源，使患者经常处于应激状态，慢性应激成为系统慢性软组织损伤的重要原因。

上述因素既是系统性慢性软组织损伤发生的原因，也是系统性慢性软组织损伤不断自我加重，形成恶性循环的原因。

3. 临床表现　系统性慢性软组织损伤，临床表现可以概括为以下方面：损伤区域内运动、感觉异常的表现；损伤区域外相关运动感觉异常的表现（生物力学与神经生理病理学机制）；相应节段或不同区域的自主神经功能紊乱的表现；对体内代谢的影响；情感与心理异常。

慢性软组织损伤更易出现系统性损伤的表现，我们称其为慢性软组织损伤的系统性损伤倾向。这一倾向的揭示，为我们从整体上认识许多疑难疾病的发生发展过程提供了一个全新的视角。

系统性软组织损伤也可被称为大范围慢性软组织损伤，是大范围慢性软组织损伤发生发展的本质。

四、重症慢性软组织损伤

部分患者，其病变软组织变性严重，组织学上表现为相关组织（如肌肉、筋膜、韧带）的粘连、挛缩、瘢痕组织形成等改变，程度重，表现为损伤部位钝厚感、条索样改变，结节感、局部僵硬感，主动活动或被动活动时局部弹响等，称为重症慢性软组织损伤。

重症慢性软组织损伤，因其局部软组织损伤病程长，组织损伤不可逆，其相关病理影响持续存在，长期局部组织压力增加、血液循环异常，使得局部的感受器失活，周围神经功能障碍，因而可无局部疼痛感受，或者经历从有痛到轻痛或无痛的过程，此时这些软组织损伤在许多情形下，不再以运动系统感觉与功能障碍为主要表现，或不再表现为单纯运动系统征象，而以对其他系统影响而造成的征象为主要表现。

局部是否疼痛和疼痛的程度与慢性软组织损伤疾病严重程度间缺乏相关性。此时，进行软组织压痛点检查时局部可无压痛，部分患者局部可有不适感，因而以局部是否存在压痛或自觉疼痛作为诊断慢性软组织损伤存在与否并不可靠。此时，重症慢性软组织损伤的局部表现成为诊断的主要依据。

软组织不可逆的慢性损伤，不引起损伤部位的疼痛时，其治疗显得没有意义。但由于这些损伤部位存在的瘢痕、粘连、挛缩等病理改变，通过生物力学及神经、体液等机体复杂的调节机制，对机体各种功能产生了复杂影响。相关的临床症状常被诊断为其他疾病，使患者的治疗陷入困局。此时，针对这些部位损伤组织的治疗，就成了治疗的关键。

第二节　慢性软组织损伤的存在形式

以目前现代医学认识疾病的方式，慢性软组织损伤可以有以下几种形式存在。

1. 以独立的疾病存在　对于此类疾病，临床上已经有各种诊断，如冈下肌损伤、肱二头肌短头损伤、喙突下滑囊炎等。其本质，是不同部位的慢性软组织损伤。认识慢性软组织损伤的发生发展规律，是解开此类疾病之谜的关键。

2. 作为病理因素存在　慢性软组织损伤可表现为重要脏器受累的征象，造成巨大心理影响（如颈、胸部的慢性软组织损伤出现的心脏征象、脑部征象、上肢麻木、功能障碍及肌肉萎缩等，腰骶臀腿部慢性软组织损伤出现消化道征象、泌尿道征象、性功能异常等）；也可表现为许多相关器官同时受累的征象，给患者带来巨大痛苦（如与颈、胸部的慢性软组织损伤密切相关的五官科征象，与腰骶臀腿部慢性软组织损伤密切相关的消化道征象、慢性妇科征象或泌尿系统征象）。

当患者苦于内脏器官病变症状时，因同时存在的运动系统软组织损伤的表现（局部疼痛、功能受限等），常被患者和临床医生忽略。

　　患者在相应专科就诊，专科检查结果却基本是正常的，即使有轻微的异常指证，与复杂的临床表现常也常不相吻合，对症治疗，时或有效，更多的是无效。成为困扰医生、患者的常见情形，最后常常被诊断为心因性疾病或神经官能症。如果能够重视患者同时存在的慢性软组织损伤这一病理因素，并针对这一因素进行系统而有效的干预，问题都可迎刃而解。

　　它存在于心脑血管疾病（如冠心病、脑动脉硬化的发生发展过程中），存在于精神神经科许多疾病的发生发展过程中（如情感障碍、身心疾病、神经症、运动感觉异常相关疾病、自主神经功能异常相关疾病、脑血管供血异常相关疾病等）；存在于原发性高血压病、不同表现的心律失常的发生发展过程中；存在于慢性支气管炎、支气管哮喘等呼吸系统疾病的发生发展过程中；存在于功能性或动力性消化系统疾病（食管疾病、胃十二指肠疾病、功能性消化不良、吞气症、功能性呕吐，肠道疾病：肠易激综合征、功能性腹胀、功能性便秘、功能性腹泻、非特异性肠功能紊乱，功能性腹痛，胰管胆管功能紊乱，肛门直肠功能紊乱）、消化性溃疡、慢性胃炎、慢性肠炎等疾病的发生发展过程中；存在于妇科、泌尿生殖疾病，如性功能异常、慢性前列腺炎、慢性盆腔炎等疾病的发生发展过程中；存在于糖尿病、脂代谢异常、痛风等代谢类疾病的发生发展过程中；存在于类风湿、系统性红斑狼疮、肾炎、风湿性疾病等免疫性疾病的发生发展过程中；存在于内分泌紊乱类疾病如垂体功能异常、肾上腺功能异常等内分泌疾病的发生发展过程中；存在于青光眼、慢性鼻炎、耳鸣、慢性咽喉炎等五官科疾病的发生发展过程中。

　　事实上我们不必详细罗列这些疾病的名称，我们需要认识的是这样一些问题：慢性软组织损伤作为一个重要的病理因素，其存在的普遍性；这一病理因素存在于许多疾病发生发展过程中的重要性；针对这一因素的有效干预对许多疾病治疗的有效性；有效干预方案的整体性。有了对上述问题的认识，我们也就掌握了打开许多疑难疾病之谜的钥匙。

第三节 损伤的原因

基本损伤因素：如营养失衡，缺乏必要的锻炼或锻炼不科学，应激、生活、工作及生理病理性因素。

机体自我代偿与调节过程中产生的损伤（慢性软组织损伤的系统损伤倾向）：如生物力学相关的损伤，与脊神经相关的损伤，中枢神经系统环节造成的损伤，通过精神与情绪反应造成软组织损伤等。

一、慢性软组织损伤的基本因素

（一）营养失衡

自然人群中，营养失衡有极高的发生机率。营养失衡是造成软组织承受负荷能力下降，机体恢复能力降低最常见的原因之一。

良好的营养状况是人体能够很好地承受各种负荷的基础，是人体各种组织发挥最佳功能，组织更新、受伤组织得到良好修复的物质基础，也是决定各组织器官功能状况的重要因素。

营养失衡，则机体各方面功能都会受到相应影响，表现在运动系统，则会出现软组织承受负荷能力的降低、受损后运动系统的软组织恢复能力的减弱；机体其他系统则更易因为慢性软组织损伤所致的影响而出现功能性异常或器质性改变，同时自我恢复能力降低。

引起营养失衡的原因有：饮食习惯不良；饮食结构不合

理；营养流失和破坏；消化功能障碍；个体差异。

（二）必要的锻炼

长期适度地对相关软组织加以适宜负荷，可增加其承受负荷的能力。亦即适度的锻炼或者适度缓慢的增加负荷，可以减少软组织损伤的机会。缺乏锻炼，组织对负荷的承受能力会有所降低。缺乏必要的适应过程，突然增加负荷，必然造成相应组织损伤。某些疾病在病程中或在治疗过程中较长时间卧床时，或者较长时间处于某一固定位置时，在缺乏必要的康复措施时，机体相关部位承受各种负荷的能力将大大降低，未进行有效康复锻炼时，突然承受不当负荷，易造成损伤。长期超负荷的锻炼，每以挑战自己极限为度者，其锻炼的过程，就是一个损伤的过程。

（三）应激

应激是多种因素影响机体健康的共同路径，不同原因所致的应激状态，通过增加软组织的负荷或减弱软组织承受负荷的能力参与慢性软组织损伤的发生发展。应激对慢性软组织损伤发生发展过程的影响，从生物学的水平来说，应激反应过程中，几乎所有的器官都先后发生变化。

持续的应激状态，持续存在肌肉动员状态，使肌肉组织及相关辅助结构承受更多的负荷，同时消耗了肌组织的能量，易于发生慢性软组织损伤；而应激状态下的其他机体反应，使得机体的自我恢复能力明显减弱。

慢性软组织损伤，会导致机体脑力与体力功能的下降，这使得患者日常生活中一些常规事件变成应激源，患者经常发生的应激过程，或使应激过程慢性化。慢性软组织损伤与应激状态之间存在互为因果关系。精神因素是一个重要的应激源。

（四）慢性软组织损伤的常见病因

1. 职业因素　需要长期保持同一姿势，长期重复同一种动作的职业，最容易引发从业者相应部位慢性积累性损伤，如生产线上的操作工、办公室文职人员、驾驶员、体育运动员、学生等。

2. 不良生活习惯　长期同一姿势看电视、看书，连续较长时间打麻将、打扑克、高枕睡眠等，易出现相关部位软组织积累性损伤。

3. 恶劣的生活环境　寒冷潮湿或温差过大的环境，使在其中生活和工作的人们，易患慢性软组织损伤。如在寒冷环境中，人们需要通过增加骨骼肌的运动，产生热量来维持体温，过多的骨骼肌运动增加了其承受的负荷，消耗了大量的能量，持续存在的这种状况，超过机体代偿能力时，必然出现慢性软组织损伤。

4. 心理、精神因素　长期的抑郁、焦虑、紧张状态导致相关肌群处于高应力状态；与不良情绪相伴的神经内分泌紊乱等，也是引起软组织自我恢复能力降低的重要原因。长期的不良情绪者，必然伴随不良的生活习惯，如饮食、睡眠；持续处于不正确的姿势，不良的娱乐消遣的习惯等，这些都成为心理、精神因素致病的一个重要途径。

5. 全身性疾病　全身性疾病导致软组织的损害，如免疫功能障碍相关疾病类风湿、强直性脊柱炎，代谢紊乱性疾病糖尿病、痛风，长期缺血、缺氧相关疾病等；这些因素可直接损伤软组织，如免疫性疾病类风湿、强直性脊柱炎可直接损伤相应的软组织；长期缺血、缺氧对软组织的损伤也是可以理解的；代谢紊乱性疾病，因为软组织本身的代谢也同步发生异常，影响其能量代谢过程，也影响其在损伤后的恢复过程，进而成为慢性软组织损伤的重要原因。

6. 重症疾病长期卧床，缺乏有效康复措施者。

7. 其他因素　如药物等。

二、代偿性损伤

1. 与生物力学相关的损伤　急性超负荷造成相应范围内的急性损伤，未完全恢复，或恢复过程中的局部病理变化的继续作用，出现相应部位应力异常，持续存在的应力异常，超出其承受能力后，会出现这些部位的软组织损伤，软组织损伤超出机体恢复能力时，形成慢性软组织损伤。

局部慢性软组织损伤未愈，存在以下病理改变：

无菌性炎症：刺激化学性感受器引起疼痛，引起相应部位的肌痉挛或肌力减弱。

肌力改变：慢性软组织损伤的直接刺激或对神经系统等的影响，引起肌肉痉挛、肌力减弱，必然造成损伤部位的生物力学异常，使相应范围的软组织承受过度负荷；在生物力学因素作用下，机体自我调节、代偿出现其他部位损伤，日久，损伤部位形成粘连、挛缩等病理改变，损伤范围不断增大。

粘连、挛缩、瘢痕组织形成：慢性损伤恢复过程中产生的粘连、挛缩、瘢痕组织形成等因素，必然造成损伤部位的生物力学异常，使相应范围的软组织承受过度负荷；在生物力学因素作用下，机体自我调节、代偿出现其他部位损伤，日久，损伤部位形成粘连、挛缩等病理改变，损伤范围不断增大。如慢性腰部软组织损伤患者，经过一段时间后往往向下发展，累及臀腿、膝关节等部位，或向上发展，出现肩背或枕颈部疼痛及相应征象，或一侧损伤日久，引起对侧不同部位的慢性软组织损伤，即表现为系统慢性软组织损伤的特征。

2. 与脊神经功能相关的损伤　原发损伤未愈，相应脊神经前支或后支的内侧支、外侧支受到反复刺激或卡压，引起同一节段脊神经前支或运动支支配的肌群出现张力异常，相关部位出现力平衡失调与循环障碍，机体自我调节同时发挥作用，使得病变范围逐渐扩大，表现为系统慢性软组织损伤类疾病。

3. 中枢神经系统因素　持续存在的周围神经功能异常对中枢神经系统的影响，中枢神经系统参与调节的过程是慢性软组织损伤不断发展的又一途径。

4. 精神与情绪反应　伴随中枢调节过程中的精神与情绪反应对机体的影响进一步作用于机体的软组织。

5. 对整体健康影响　慢性软组织损伤对其他系统的影响与软组织系统本身相互作用，形成慢性软组织损伤对整体健康影响的恶性循环。

慢性软组织损伤对神经、内分泌、代谢、免疫系统，对循环、消化、呼吸、骨关节等系统的影响所造成的结果，都可以通过增加运动系统的软组织负荷、降低运动系统软组织承受负荷的能力，而对运动系统的软组织产生影响，使得软组织损伤范围增大、程度严重、影响广泛。

第四节　几个重要环节

系统不可逆的慢性软组织损伤给人体带来的影响是深远的，其对人体影响的途径我们现在还无法找到完整资料，也没有现成的资料来说明其对整体健康影响的方式或途径，以下我们试图通过与慢性软组织损伤相关问题的思考来寻找其对人体整体健康影响的基本途径：

一、生物力学因素

动态平衡失调与力平衡失调是针刀医学认识慢性软组织损伤对运动系统影响的基本理论。针刀医学充分认识到应力在整体健康方面对人体的影响。

针刀医学充分认识其发生发展过程中的生物力学因素，制定了以消除异常应力、恢复动态平衡为主要目标的治疗程序，取得了卓著的疗效，成为针刀医学生存与发展的基石。在生物力学因素作用下，通过机体系统调节，机体不断取得动态平衡，为机体取得相对稳态和获得良好的运动能力提供条件。

当某些部位存在慢性软组织损伤时，机体局部乃至整体的力学平衡被打破，通过力学调节机制，通过增加或减弱与之相应部位的应力，而重新获得力学的平衡，应力增减的持续存在，必然对相应部位的软组织产生影响，使这些部位的软组织承受负荷的能力减弱，在其承受负荷时易于受损。

二、神经因素

异常刺激长期存在时，周围神经和中枢神经的不同部位会出现功能异常，部分也可出现结构异常，则成为病理性反应与调节状态。疼痛学上将这种情形称为神经系统不同部位的"致敏"。

如存在于腰骶部的慢性软组织损伤，通过相应节段的感觉神经传入，经脊髓、脑干进入大脑，产生疼痛的感觉，引起局部肌张力异常；通过中枢边缘系统，出现情绪反应与精神方面的表现；产生不符合脊神经分布规律的主观感觉异常及冷热敏感性异常（通常为交感神经功能紊乱的征象，如踝关节上方环形疼痛的感觉，持续存在的令人难以忍受的冷感或灼热感）。

由于中枢调节紊乱，可出现自主神经及内分泌紊乱征象，由此对机体整体健康状况产生系列影响。

发生于颈肩背部的慢性软组织损伤，可直接通过影响中枢神经系统的血液循环状况，影响全身各系统的功能。其影响往往令人难以理解，但却是客观存在。

三、内分泌因素

1. 神经系统对内分泌系统具有调节作用　已知几乎所有下丘脑激素的分泌都受神经系统的调节。腺垂体、内分泌腺和散在的内分泌细胞也不同程度地接受神经系统的支配。例如，甲状腺接受自主神经的支配，交感神经兴奋可引起甲状腺激素释放，而副交感神经则起抑制作用。

慢性软组织损伤可以引起不同节段周围神经或不同水平的中枢神经异常，作用于内分泌系统，引起内分泌功能紊乱，对机体产生相应影响，出现相应的表现。

2. 内分泌激素也能影响神经系统的功能　应用免疫细胞化学的方法，已证明脑内存在多种通常被认为是激素的一类物质。许多激素可调节突触传递的效率，使神经调节功能更加准确和有效。此外，激素还可通过其允许作用来影响神经调节，这种互为因果的作用机制，使得造成的影响更为复杂多变。

3. 情绪性反应影响内分泌功能　慢性软组织损伤情绪性反应（造成慢性应激状态），可以影响正常内分泌功能；慢性软组织损伤不同程度地降低了患者的体力与脑力，降低了患者承受生活、工作负荷的能力。患者日常工作生活中的许多事件，都可能超出其能够承受的程度，而成为应激事件，因而此类患者将承受更多的应激事件，应激过程中出现各种内分泌紊乱状态，成为患者出现内分泌紊乱的原因。

4. 局部自主神经功能异常　局部自主神经功能异常，影响相应内分泌器官血液供应，出现相应内分泌器官功能异常；慢性软组织损伤的原发因素如营养失衡等可直接影响内分泌器官正常功能的发挥。

四、代谢因素

1. 影响能量代谢　肌肉组织占机体总重量的 40%，其活动对能量代谢的影响最为显著。机体任何轻微的活动都会提高能量代谢率。人在运动或劳动时耗氧量显著增加，最多可达安静时的 10～20 倍。能量消耗同劳动或运动强度有密切关系，运动或劳动的强度愈大，机体所消耗的能量就愈多。

人在平静地思考问题时，能量代谢受到的影响并不大，产热量增加一般不超过 4%。但精神处于紧张状态时，如烦恼、恐惧、情绪激动时，会出现无意识的肌紧张增强，交感神经的紧张性加强，促进代谢的内分泌激素释放增多等原因，产热量可显著增加。

慢性软组织损伤者，更易出现精神紧张状态，使能量消耗大幅度增加，影响机体正常代谢过程。

2. 相关病理改变的影响　软组织慢性损伤可以导致病理性肌张力增高或肌痉挛，这会直接增加机体对能量的需要；慢性软组织损伤存在局部的血液循环的障碍，使组织更多无氧代谢，酸性代谢产物增加，增加机体的代谢负担，参与代谢过程的营养物质需求也相应增加；机体参与代谢过程器官如肝脏的负荷也会相应增加。

3. 神经内分泌功能因素　慢性软组织损伤引起神经内分泌功能异常，可引起的消化吸收功能改变，同时存在营养失衡者，营养失衡进一步加剧，代谢过程中人体必需物质的缺乏，引起机体代谢异常。

4. 其他物质代谢的影响　除能量的代谢异常外，蛋白质、脂肪的代谢及机体内其他重要物质的代谢过程也同样出现相应异常。

五、影响免疫功能

慢性软组织损伤影响免疫功能的可能途径：

1. 通过影响神经内分泌功能，对机体免疫功能产生影响。

2. 直接影响免疫器官的功能。分布于机体不同部位的免疫器官同样接受不同节段的交感神经支配，当某些部位的软组织损伤影响这些节段的交感神经功能时，受其支配的免疫器官会出现血液供应的异常与功能的改变，出现不同程度的免疫功能紊乱。

3. 引起慢性应激，通过应激过程中神经内分泌功能的异常而影响免疫功能。

4. 影响物质的消化吸收利用与排泄，引起机体营养失衡，使免疫器官功能紊乱，出现机体免疫功能异常。

六、心理精神因素

慢性软组织损伤通过对中枢神经系统的影响，表现为情绪的异常与人格的改变。恶劣的心境始终是影响人体健康的关键因素。伴随慢性软组织损伤存在的情绪异常与心理异常一般是持续的。

持续存在的异常心理与情绪，严重影响患者的生活态度与生活方式，处于这种状态下的人们，通常更易于形成有害健康的生活方式，而难以坚持各种对健康有益的行为。

第五节　临床表现模式

运动系统慢性软组织损伤因不同的损伤部位、不同的损伤范围、不同的病理时期及相应组合而出现不同的表现模式。

一、局部表现

局部疼痛或感觉异常、功能障碍。体检时可发现局限性压痛点，表现单一，易被临床医生认识。

二、相关部位症状

通过生物力学、神经调节机制，出现其他相关部位软组织可逆性损伤。

1. 局部软组织损伤，未充分恢复，进入慢性发病过程。在生物力学、神经调节机制作用下，影响其他相关部位软组织可逆损伤。如第七颈椎、第一胸椎棘突两侧附着的头夹肌损伤，致枕后痛，影响菱形肌出现肩胛骨脊柱缘疼痛等征象（菱形肌与头夹肌有共同附着处），相应节段的交感功能异常出现脑供血不足的表现。

2. 运动系统某局部或区域持续承受高负荷，或正常负荷作用于解剖结构上的薄弱环节，局部可以形成慢性软组织损伤的病理改变。此为原发病灶，刺激或压迫牵拉血管和神经，出现相关内脏病变的临床表现。如生长快速的青少年在其书桌与身高不相称时，常采用胸过度前屈位，使胸椎 7～10 附着的软组织承受更高的应力，这些部位的软组织发生损伤，除局部酸痛等外，常有消化功能异常等。

伏案工作者，其工作台面与身高不称时引起腰骶部慢性软组织损伤，也可继发出现胸段最长肌、髂腰肋肌附着处的损伤，出现腰背部酸痛感，同时伴有消化、生殖系统病变的临床表现。这种情况，应治疗原发病灶。消除局部性的慢性软组织损伤造成的应力异常，机体可以恢复其正常的生物力学平衡状态。

三、多种损伤并存

1. 慢性软组织损伤轻重不同，在同一人身上均有表现：

（1）可逆的慢性软组织损伤病理过程继续发展，导致轻度不可逆性损伤，出现轻度挛缩改变（筋膜、肌肉组织等）。

（2）作用于全身软组织的致病因素长期存在（营养失衡、心理失调、持续高负荷状态等），引起大范围、多部位的软组织损伤，表现为某局部不可逆损伤（如较重的粘连、挛缩与瘢痕组织形成），其他部位轻度不可逆性损伤，另外部位可逆性损伤，肌肉组织痉挛、筋膜组织无菌性炎症。

2. 治病求本　临床征象持续存在，影响范围大，出现多系统、多器官的功能异常表现。出现影像或病理、生化指标异常，符合某疾病诊断标准时，被认为是与软组织损伤无关的疾病。若临床中的异常表现尚不符合某疾病的诊断标准时，一般被称为亚健康状态或心身疾病。

慢性软组织损伤的病理变化长期存在或不断进展，所造成的影响长期化、持续化，各种异常也将持续存在，针对某种疾病治疗，通常会是有效的，但仅以恢复某一检验指标为目的，对患者的整体健康价值不大，从整体上来说，甚至是对人体健康持续伤害的过程。系统而有效地治疗慢性软组织损伤，才是真正解决问题的方法。

四、多区域损伤

此期为上期继续进展的必然结果，多种致病因素同时存在，共同发挥作用，并且作用后出现的结果又会作为一个致病因素发挥作用，形成恶性循环，出现相应表现。

1. 此期表现特点

（1）相关部位的感觉障碍、运动障碍、自主神经功能失调等。

（2）出现相关骨关节影像学改变，被诊断为相应的骨关节疾病。

（3）表现出复杂的神经、精神、内分泌、代谢等功能紊乱征象或出现这些系统相关器质性损伤的表现。

（4）长期存在的神经、精神、内分泌、代谢等功能紊乱与相关致病因素相互作用，出现多种符合现代医学诊断标准的多系统、多器官的疾病。出现的这些疾病对患者健康的威胁已经为患者熟知，造成的痛苦也给患者的工作、生活带来了很大的影响，这类表现成为患者反复就诊的原因。

2. 此期表现的疾病　患者仍可持续存在神经、精神、内分泌等功能紊乱征象，这些功能紊乱与其他致病因素相互作用，形成多种符合现代医学疾病诊断标准的疾病，涉及临床各科：

（1）神经精神科：各种头痛、神经痛（如三叉神经痛），运动、感觉、自主神经功能异常，神经症，情感障碍，亦可出现精神分裂症样的征象。

（2）循环系统：慢性软组织损伤成为许多高血压、冠心病、心律失常等患者发病过程中的关键性病理因素。

（3）消化系统：慢性软组织损伤与慢性胃炎、消化性溃疡、慢性肝病、慢性胆囊炎、慢性胰腺炎、慢性肠炎等疾病存在十分密切的内在联系。

（4）代谢性疾病：慢性软组织损伤与如糖尿病、脂质代谢异常、尿酸代谢异常（痛风）等有着内在联系。

（5）泌尿生殖系统：慢性软组织损伤与泌尿生殖系统，如急慢性肾脏损害、慢性前列腺炎、性功能异常，妇科的慢性炎症性疾病、慢性妇科疼痛性疾病有着内在联系。

（6）骨科：骨关节疾病（髋、膝关节骨性关节炎等）、椎间盘突出症、无菌性骨坏死（如股骨头坏死）、骨质疏松症等。

（7）与免疫功能紊乱相关疾病如类风湿、强直性脊柱炎、哮喘等疾病存在密切联系。

（8）五官科：慢性咽喉炎、青光眼、视神经萎缩等。

3. 此期旨在通过适度治疗，使患者存在的慢性软组织损伤逆转，减轻或消除对机体各种功能（神经、内分泌、免疫、代谢、循环、消化等）的不良影响，为机体自愈功能的发挥创造条件，使上述疾病达到恢复或部分恢复，并稳定在较佳状态。

总的目标：减轻或消除疾病痛苦，恢复或部分恢复功能，全面改善健康状况，全面提高生活质量。

治疗方案：以患者的全身状况、慢性软组织损伤程度、范围等因素决定治疗方案，以全面的基础治疗（包括健康教育、营养调整、心理调适、适度锻炼、有效康复）为方案实施的前提，以闭合性系统松解减张术为主要方案，进行多次、适度的治疗，以逆转慢性软组织损伤的病情，减轻或消除慢性软组织损伤对机体造成的多途径影响，为机体各种功能的恢复创造条件。

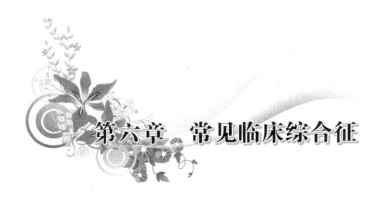

第六章 常见临床综合征

　　慢性软组织损伤引起的症状复杂多样，既有局部疼痛及功能障碍，也有远端传导疼痛麻木，还可以影响神经血管，出现内脏病变征象。以下就几个综合征做一些讨论，以利于我们对慢性软组织损伤做多角度的观察，并由此理解慢性软组织损伤的病理变化，作为一个重要而普遍的病理因素，在许多疾病的发生发展过程中所发挥的作用。

第一节　应激相关综合征

一、应激的概念

（一）应激

　　1. 应激是指机体在受到各种内外环境因素刺激时所出现的非特异性全身反应。

　　2. 应激的两个基本特点

　　（1）非特异性：无论应激原的性质如何，应激反应基本相似，即基本的应激反应并不依应激原的变化而改变。

　　（2）全身性：应激反应涉及全身几乎所有的系统，从神经、内分泌，各器官系统的功能、代谢，体液，细胞直至基因水平，都会不同程度地参与到应激反应中。

（二）应激原

1. 凡是能引起应激反应的各种因素皆可成为应激原。不同的人处在不同的环境，人们对应激原的感受阈值可有明显的差异。如同等的工作压力，有些人可应对自如，并不产生心理应激；但有些人却可感到巨大的心理压力，并出现显著的应激反应。

2. 主要的应激原

（1）外环境物质的因素：如创伤、感染、噪音等。

（2）机体的内在因素，自稳态失衡：如血液成分、血压、pH 等的明显波动。

（3）心理、社会环境因素：竞争压力、孤独、拥挤、社会角色的明显转换等。

（三）应激的基本反应

1. 神经-内分泌反应　应激反应涉及从基因到整体的广泛层面，但最基本的应激反应为神经-内分泌反应，特别是 LC-NE/交感-肾上腺髓质系统、下丘脑-垂体-肾上腺皮质激素系统（HPA）。

（1）LC-NE/交感-肾上腺髓质系统

1）LC-NE/交感-肾上腺髓质轴的基本组成单元为中枢脑干（脑桥、延髓外侧核群）的去甲肾上腺素能神经元和外周的交感神经-肾上腺髓质系统。

2）应激时的基本效应：主要为中枢效应，与应激时的兴奋、警觉有关，提高注意力，并可引起紧张、焦虑的情绪反应。

（2）下丘脑-垂体-肾上腺皮质激素系统（HPA）

1）HPA 轴的基本组成单元：下丘脑的室旁核（PVN）、腺垂体和肾上腺皮质。

2）应激时的基本效应

中枢效应：HPA 轴兴奋，释放的中枢介质调控应激时的情绪行为反应。

外周效应：致免疫力下降，或造成生长发育的迟缓。

（3）应激的其他神经-内分泌变化：除上述 LC-NE/交感-肾上腺髓质轴和 HPA 轴两大基本系统外，应激时还有非常广泛的其他神经-内分泌变化。

2. 应激的细胞体液反应　应急同样引起十分复杂的体液反应，并发挥其相应功能。

二、引起应激机制的途径

不同部位、不同程度的慢性软组织损伤病变，降低了患者承受工作、生活中体力负荷的能力；通过多种途径，影响患者的神经功能。当中枢神经系统功能受到不同程度影响时，其思维、记忆、情绪控制与调节等功能降低，使应对工作、生活中许多问题的能力降低；神经内分泌及其他功能异常，机体适应内外环境变化的功能明显降低，自我恢复功能减弱。

应激状态成为慢性软组织损伤发展过程中的重要病理机制，参与了其对整体健康的影响过程。

慢性软组织损伤，尤其是系统慢性软组织损伤患者，在处于急、慢性应激状态时，可导致中枢神经系统（CNS）、免疫系统、内分泌系统、心血管系统、消化系统、血液系统、泌尿生殖系统的系列变化，应激反应的非特异性和泛化特点，几乎波及全身所有的器官、系统，不适当的应激反应常可造成内环境和器官功能的紊乱，并诱发疾病。系统慢性软组织损伤对人体各系统的直接影响，与应激所造成的机体各系统的反应相互作用，成为慢性软组织损伤参与许多疾病的发生发展过程的重要环节。

颈、肩、背、胸部系统性慢性软组织损伤通过直接影响大脑功能，影响机体自我调节功能，使得处于应激状态的机体难以从应激过程中恢复过来，因而，其所造成的损害会更持久，危害会更大。

三、应激时不同系统的反应

1. 中枢神经系统（CNS）　中枢神经系统是应激反应的调控中心，机体对大多数应激原的感受都包含有认知的因素。昏迷病人对大多数应激原包括许多躯体损伤的刺激都不出现应激反应。另一方面，应激反应也会对中枢神经系统的功能产生广泛的影响，包括应激的情绪反应，应激的社会行为反应，应激的认知功能改变等。

2. 免疫系统　应激时的神经-内分泌变化对免疫系统有重要的调控作用。反之，免疫系统也对神经-内分泌系统有反向的调节和影响，许多免疫细胞激活时也可分泌相应的应激激素。免疫系统可感知病毒、细菌、毒素、抗原等不被一般意义上的感觉系统感知的刺激。并产生各种神经内分泌激素和细胞因子，使神经-内分泌系统得以感知这些非识别性刺激。持续强烈的应激反应常造成免疫功能的抑制甚至功能紊乱。

3. 心血管系统　心血管系统应激时心率增快、心肌收缩力增强、心排血量增加、血压升高。冠状动脉血流量增加；也可引起冠状动脉痉挛心肌缺血，甚至诱发心肌梗死。交感-肾上腺髓质的强烈兴奋也可使心室纤颤的阈值降低，诱发心律失常。长时间的劣性应激在有高血压倾向的个体可促进高血压的发生。

4. 消化系统　慢性应激多引起食欲降低；强烈应激时胃肠血管收缩、血流量减少，特别是胃肠黏膜的缺血，可造成胃肠黏膜的损害，出现胃黏膜糜烂、溃疡、出血，是为应激性溃疡。

5. 血液系统的变化　急性应激时白细胞、血小板数目增多，纤维蛋白原浓度升高等。血液表现出非特异性抗感染能力和凝血能力的增强，全血和血浆黏度升高，红细胞沉降率增快等。慢性应激，特别是各种慢性疾病状态下，病人常出现低色素性贫血。

6. 泌尿生殖系统的变化　应激时，肾血管收缩，肾小球滤过率（GFR）降低；肾素-血管紧张素-醛固酮系统激活，ADH 分泌增加。病人通常表现尿少，尿比重升高，水钠排泄减少。

应激对生殖系统常产生不利的影响，促性腺激素释放激素降低，或分泌的规律被扰乱。女性常表现为月经周期的紊乱，甚至停经；年轻的女孩可出现初潮的明显延迟。哺乳期妇女常出现泌乳量显著减少，甚至泌乳停止。男性生殖系统的症状常不如女性典型，可出现性欲减退，性功能、生育能力的下降。

由于应激反应的非特异性和泛化特点，几乎波及全身所有的器官、系统，不适当的应激反应常可造成内环境和器官功能的紊乱，甚至诱发疾病。

四、应激性疾病

应激起主要致病作用（病因性作用）的疾病称为应激性疾病，如应激性溃疡，应激在其发生发展中是一个重要的原因和诱因，为应激相关疾病。

1. 全身适应综合征　应激概念的始创者 Selye 早年就指出，应激可导致疾病，并给它们起了一个总体的名字：全身适应综合征（general adaptation syndrome，GAS）。

（1）警觉期：又称快速动员期，以交感-肾上腺髓质系统的兴奋为主。

（2）抵抗期：以肾上腺皮质激素分泌增多为主的适应反应，交感-肾上腺髓质兴奋为主的警告反应逐步消退。代谢率升高，炎症、免疫反应减弱，胸腺、淋巴组织可见缩小。适应、抵抗能力增强，但同时有防御贮备能力的消耗。

（3）衰竭期：持续强烈的有害刺激耗竭机体的抵抗能力，警告反应期的症状可再次出现。肾上腺皮质激素持续升高，但糖皮质激素受体的数量和亲和力下降。机体内环境明显失衡，应激反应的负效应陆续显现，应激相关的疾病、器官功能的衰退，甚至休克、死亡都可在此期出现。

2. 应激与免疫功能障碍　应激所导致的免疫功能障碍主要表现为两大方面：自身免疫病和免疫抑制。

（1）自身免疫病：许多自身免疫病都可以追溯出精神创伤史或明显的心理应激因素，如类风湿关节炎、系统性红斑狼疮。严重的心理应激常可诱发这些疾病的急性发作，如哮喘病人可因心理应激而发作，愤怒、惊吓，甚至在公众面前讲话都会成为哮喘发作的诱因。

（2）免疫抑制：病人对感染的抵抗力下降，特别易遭受呼吸道的感染。临床研究也发现遭受严重精神创伤后一段时间内有明显的免疫功能低下，其主要机制可能是 HPA 轴的持续兴奋，糖皮质激素过多所致。持续应激时，病人的胸腺、淋巴结皆有萎缩现象。

3. 应激与心血管疾病　情绪心理应激因素与心血管疾病关系较密切。已证实敌意情绪可促进高血压和冠心病的发生。交感-肾上腺髓质系统的激活以及 HPA 激活都参与升高血压。此外，情绪心理应激还通过目前尚不知晓的通路使高血压的遗传易感因素激活。

4. 应激与内分泌功能障碍　应激可引起神经-内分泌功能的广泛变化，而持续应激则与多种内分泌功能的紊乱有关。

（1）生长：慢性应激可在儿童引起生长发育的延迟，特别是失去父母或生活在父母粗暴、亲子关系紧张家庭中的儿童，可出现生长缓慢、青春期延迟，并常伴有行为异常，如抑郁、异食癖等。

（2）应激与性腺轴：应激对性腺轴的抑制不仅表现在慢性应激，急性应激有时也可引起性腺轴的明显紊乱。HPA轴可在各个环节抑制性腺轴，受累机体的GC、ACTH水平偏高，而LH、睾丸激素或雌激素水平降低，且靶组织（性腺）对性激素产生抵抗。

5. 应激与心理、精神障碍　应激的心理性反应及其异常：由于应激反应涉及CNS的许多结构，特别与边缘系统有非常紧密的联系，因此绝大多数应激都包含有心理、情绪上的反应。但由于心理、情绪上的许多基础问题尚未阐明，因此应激的心理性反应也还有许多空白尚待探索，但应激的心理性反应可大致归类于以下三个方面。

（1）应激的认识功能改变：一定程度的应激反应，特别是良性应激有利于神经系统的发育，它可使机体保持一定的"唤起"状态，对外环境保持积极的反应，可增强认知功能。但持续的劣性应激可损害认知功能。与应激相关的许多神经结构和神经-内分泌都与认知学习能力相关。如血管加压素、ACTH、去甲肾上腺素、乙酰胆碱、内阿片肽等。

（2）应激的情绪反应：情绪是一个概念相对模糊的心理学现象，每个人都经历过各种各样的情绪，但又很难对情绪作出精确的客观描述，因为在很大程度上，情绪是一种主观感受。但情绪也有相应的客观表现，如情绪性表情（喜悦、愤怒、焦虑等），情绪性动作（反抗、追求、坐立不安等）。同时也可引起一系列生理功能的变化（如心率、血压、呼吸的变化）。在心理社会因素的应激反应中，情绪反应有时会成为左右整个应激反应非常关键的因素之一。如某些心理社会因素导致的愤怒情绪，除可引起交感-肾上腺髓质系统和HPA轴的强烈兴奋，及相应的器官功能变化外，还可出现因强烈心理应激导致的社会行为的异常，在激烈对抗的体育竞技项目中，常可见到运动员的失控行为。在某些情况下，如有冠心病史者，甚至可诱发心源性猝死。

（3）应激的社会行为反应：应激的社会行为反应是一个更复杂的受高级中枢调控的过程，有大量的谜团尚未解决。但总体来看，应激常常改变人们相互之间的社会行为方式，如产生愤怒情绪的应激容易导致敌意的、自私的或攻击性的行为反应。

第二节　慢性疼痛

一、相关概念

1. 疼痛　1979 年，国际疼痛协会将疼痛定义为："疼痛是一种令人不快的感觉和情绪上的感受，伴有实质上的或潜在的组织损伤，疼痛是一种主观的感觉。"疼痛的定义所强调的是患者本人的描述而不是其他人想象的他应该是什么样的疼痛。

2. 慢性疼痛　慢性疼痛是由一个慢性病理过程造成的。维持较长时间，一般大于 3 个月，常在损伤愈合后仍持续存在。它的起病是逐步的或不很明确的，病症持续，不减弱并可能变得越来越重，病人常表现为消沉及孤独。伴有慢性疼痛的病人常出现嗜睡、冷淡、厌食和失眠症状。由于生活方式及生理功能的改变因而患者的个性也出现变化。对于癌症相关的慢性疼痛病人，疼痛常常与他们的预后及生存期负相关。

3. 慢性疼痛综合征　慢性疼痛综合征表现的是持续疼痛的行为模式的适应性改变，随着时间的延长，生物和心理亦随之改变。其主要的特征表现为 6 个月以上的任何顽固性疼痛，伴有明显的行为改变，如抑郁或焦虑，日常生活活动能力明显受限，过度或频繁使用止痛药物，与器官疾患无明确的相关性，以及既往多种化验检查未明确确定疾病种类。临床常见的慢性疼痛综合征如神经病理性疼痛、复杂性综合性疼痛综合征、瘢痕性疼痛、癌痛、脊髓损伤性疼痛等。

二、疼痛与临床

1. 疼痛神经形态学

（1）痛觉感受器：疼痛感受器（伤害性感受器）：主要为 Aδ 和 C 纤维的神经末梢。按部位分为：

1）表层痛感受器：分布在皮肤和体表黏膜的游离神经末梢，主要在皮肤的表皮、真皮和毛囊、黏膜等处。皮肤的痛点与游离神经末梢相对应。

2）深层痛感受器：分布于肌膜、关节囊、韧带、肌腱、肌肉、血管壁等处，疼痛较为深在。

3）内脏痛感受器：分布于内脏器官的被膜、腔壁、组织间及进入内脏器官组织的脉管壁上。

（2）激活伤害性感受器的致痛物质：主要分为以下 3 类：

1）直接溢出：是指直接从损伤细胞溢出，包括 K^+、H^+、组胺、Ach、5-HT 和 ATP 等。

2）局部合成：是指在局部有损伤细胞的酶促合成的物质，或通过血浆蛋白及白细胞游走带入到损伤区的物质，包括缓激肽（BK）、前列腺素和白三烯等。

3）本身释放：是指由伤害性感受器本身释放的致痛物质，如 P 物质等。

（3）疼痛传导的周围神经

1）躯体疼痛的周围神经：躯干和四肢的疼痛传导是通过外周初级传入纤维（两大类），有髓鞘 Aδ 和无髓鞘 C 纤维，通过脊神经相应脊节的后根进入脊髓背角。

2）头面部的疼痛传导是通过三叉神经、迷走神经和舌咽神经分别进入三叉神经感觉核和孤束核。

3）内脏痛觉的周围神经：内脏痛觉的周围神经是沿交感神经和副交感神经走行。交感神经对内脏疼痛的传导可用两条疼痛线加以区分。胸腔和腹腔之间设为"胸痛线"，在腹腔和盆腔之间设为"盆痛线"。胸痛线和盆痛线之间的内脏疼痛由交感神经传导，其中包括胸腔和腹腔内的大部分脏器和盆腔上部的部分脏器。在胸痛线之上及盆痛线之下的内脏疼痛主要是由副交感神经传导，大致包括食管、气管、膀胱、直肠等。

（4）痛觉的初级中枢——脊髓背角：伤害性感受器传入末梢与脊髓背角浅层细胞发生突触联系。P物质和兴奋性氨基酸介导伤害性初级传入向背角传递。脊髓背角神经元具有特异性功能，包括传递伤害性信息到高级中枢的投射神经元，终止伤害性传入到其他神经元的兴奋性中间神经元，控制伤害性信息传递的抑制性中间神经元等。

（5）疼痛的传导束：疼痛信号经后根神经节传入脊髓后角，经中间神经元交换，然后在脊髓内经过多条传导束传递给高级神经中枢。这些传导束主要包括：

1）脊髓丘脑束：是传导痛觉的主要通路。由脊髓背角Ⅳ～Ⅶ的投射神经元，经前联合交叉到对侧腹外侧束投射到丘脑的相关核团。

2）脊髓网状束：脊髓背角Ⅴ、Ⅶ、Ⅷ、Ⅹ和少量Ⅰ层的神经元，主要从各髓节的腹侧上行，投射到延髓和脑桥网状结构。

3）脊中脑束。

4）脊颈束。

5）指背角-外侧颈-丘脑的传导束。

6）背柱突触后纤维束。

（6）疼痛的皮质下中枢

1）丘脑是最重要的痛觉整合中枢：丘脑由六大核群组成，目前较为明确的与疼痛传递密切相关的，有内侧核群神经和外侧核群神经元。丘脑外侧核群神经元的反应具有躯体定位和痛觉分辨能力。

2）脑干网状结构：位于延髓、脑桥和中脑的网状结构参与疼痛过程。脑干网状结构是疼痛传导束通路，其内侧部为整合及效应区，外侧部为感受及联络区。疼痛信号在此受到易化或抑制的调制，特别是通过其中的内脏中枢所引发的内脏反应，具有重要意义。

（7）疼痛的高级中枢：大脑皮质是疼痛的感觉分辨和反应发动的高级中枢。一般认为下列皮质区参与疼痛的全过程。

第一感觉区（SⅠ）：即中央后回的1、2、3区，主要接受来自丘脑腹后核的投射纤维，为疼痛的感觉分辨区。

第二感觉区（SⅡ）：即中央后回的最下部、中央前回与岛叶之间的区域，主要接受由丘脑中转的旧脊丘束的投射，与内脏疼痛有关。

第三感觉区（SⅢ）：即中央前回，接受丘脑的纤维投射，参与深感觉的分辨和疼痛反应活动。

边缘系统：包括扣带回、钩回、海马回、边缘系统的相关结构，主要参与内脏疼痛和心理性疼痛。

2. 中枢神经系统在疼痛中的作用

（1）疼痛传导束的作用：可传递疼痛和其他感觉信号，其走行和投射不是直接和特异性。疼痛传导束的功能也不是各自体现，它们在传递过程中发生联系，并在每一个突触水平发生生理变化，并且是多方向投射。

（2）皮质下中枢的作用：丘脑是最重要的痛觉整合系统，

丘脑内的核群几乎都与疼痛有关，下丘脑对疼痛起着调节作用，边缘系统具有接受和调控疼痛信息的功能，脑干网状系统既是传导的通路又是低级疼痛中枢，有整合、联络、调制等作用。

（3）高级中枢的作用：大脑皮质对疼痛信号有感觉分辨和反应发动的功能，具有感知、整合、调制等作用。

3. 疼痛的调控机制

（1）闸门学说：1965 年提出。其基本观点是：周围神经粗纤维（Aβ）和细纤维（Aδ 和 C 纤维）的传导都能激活脊髓背角上行的脑传递细胞（T 细胞），但又同时与背角的胶质细胞（SG 细胞）形成突触联系，当粗纤维传导时，兴奋 SG 细胞，使该细胞释放抑制递质，以突触前或后方式抑制 T 细胞的传导，形成闸门关闭效应。反之，当细纤维传导时，则抑制 SG 细胞，使其失去对 T 细胞的突触前或后抑制，形成闸门开放效应。

另外，粗纤维传导之初，疼痛信号在进入闸门以前先经背索向高级中枢投射，中枢的调控机制再通过下行的控制系统作用于脊髓的闸门系统，也形成关闭效应，从而达到镇痛。

（2）局部回路中 GABA 能和阿片肽能神经元的节段性调控作用：脊髓背角Ⅰ～Ⅲ层有大量 γ-氨基丁酸（GABA）神经元，它们通过轴突或含囊泡的树突与 C 纤维末梢形成突触联系。GABA 能够通过钙离子通道的调节，使 C 初级末梢减少递质的释放，产生突触前抑制，使背角痛敏神经元的活性减弱。在脊髓背角胶质区有大量阿片肽能中间神经元及受体。阿片肽受体能阻止 P 物质和谷氨酸的释放，抑制背角痛敏神经元的活动。

（3）下行调控通路：在中枢神经系统内有一个以脑干中线结构为中心，由许多脑区组成的调制痛觉的神经网络系统，其中了解最多的是脑干对脊髓背角神经元的下行抑制系统。它主要由中脑导水管周围灰质（PAG）、延髓头端腹内侧核群和一部分脑桥背外侧网状结构的神经元组成，它们的轴突经过脊髓背外侧束下行，对脊髓背角痛觉信号传递产生抑制性调控。在下行调制系统的主要结构中含有多种神经递质和神经肽。

（4）内源性镇痛机制：阿片能受体除了在脊髓外，也存在于前额叶皮质、顶枕叶皮质、被壳、苍白球、尾状核、丘脑、脑干等处。内源性的阿片物质包括脑啡肽、β-内啡肽和强啡肽等，它们作用于不同部位的特异性受体，形成内源性镇痛机制。

（5）认知调控：人体的精神情绪对疼痛的感受、性质、程度、时间、空间的感知、分辨和反应均产生影响。情绪活动的中枢主要是边缘系统，并直接影响下丘脑引起内分泌系统、自主神经系统的变化。负性情绪将通过上述机制造成代谢异常，免疫功能下降，同时内源性抑痛物质降低，致痛物质增高。

4. 疼痛神经结构的病理改变

（1）早期神经元兴奋增强，不断发放疼痛冲动。

（2）中期组织损伤、局部压力加重，神经元胞体变性、轴索髓鞘退变。

（3）后期神经断裂，持续性顽固性疼痛。

5. 疼痛冲动传导

（1）疼痛传导的辐散和聚合：辐散指的是因传递疼痛信号较强，可同时兴奋感觉、运动或内脏等神经元，引起多器官、多系统的异常变化。聚合指的是多种神经冲动集聚在一个神经元，使非疼痛信号易化为疼痛信号，从而出现痛过敏或疼痛增强。

（2）疼痛形式的变异。

6. 疼痛反应过程

（1）躯体反应：轻度疼痛只引起局部反应，如局部充血、水肿。如疼痛程度加大，血管活性物质增高引起缺血、缺氧使疼痛更加剧烈，可出现肌肉收缩、强迫体位。

（2）内脏反应：是以自主神经症状为表现，引起一系列器官、组织的反应，包括心率加快、血压升高、恶心、呕吐等。

（3）生化反应：慢性疼痛和剧烈疼痛可出现酶和代谢系统的生化紊乱。

（4）免疫系统反应：慢性疼痛使患者人体内免疫性球蛋白、吞噬细胞功能下降，皮质激素增高，抑制抗体反应，使免疫功能下降。

（5）心理、行为的反应：患者表现沮丧、抑郁、焦虑、恐惧、易激惹。行为方面出现改变。

7. **慢性疼痛的临床表现**　主要表现为三联征：疼痛、睡眠与情绪的改变。慢性持续的疼痛反复发作，可影响患者的睡眠，改变患者的情绪，特别表现为焦虑和抑郁，同时对疼痛的害怕引起行为的改变，使患者的生活活动能力降低，严重影响生活质量。另外，临床中按疼痛的性质进行分类，其临床表现如下：

（1）伤害感受性疼痛：伤害感受性痛或生理性痛是由刺激局部组织中特殊的感受器或伤害感受器引起的，神经的传导通路是正常的而且未受到损伤，皮肤及外表组织的躯体疼痛通常定位明确，被描述为锐痛、跳痛或压迫痛。深部组织来源的内脏痛定位不明，疼痛的区域较大，且经常牵涉到皮肤，常可描述为深部疼痛或是在脏器的包膜受到侵及时的尖锐的跳痛，空腔脏器的梗阻可引起绞痛。

（2）神经性疼痛：神经性疼痛是由外周或中枢神经的损伤引起的。中枢神经系统的损伤造成中枢性疼痛且没有皮肤上的分布，外周神经损伤，有时是传入神经阻滞痛，在皮肤上有分布区。损伤的神经显示对刺激或正常放电的异常反应就产生了疼痛。

神经病理性疼痛临床表现：有明确的损伤史，但无损伤区可出现疼痛。疼痛伴随感觉缺失，阵发或自发性疼痛。痛觉过敏，表现为非疼痛刺激引起的疼痛，疼痛刺激引起更强的疼痛。异常感觉，如"蚁走感"、疼痛累加，反复刺激可使疼痛强度增强。不同于伤害观察性刺激的感觉，如烧灼样、刀割样。

（3）交感神经性疼痛：对交感神经的损伤可导致交感神经痛，它的特点是烧灼痛和异常性疼痛，类似于传入神经阻滞痛，在受影响的区域有一些交感神经功能不良的表现，包括血管舒缩不稳定表现（潮红、苍白、水肿），排汗异常（多汗）和营养状况的变化，包括皮肤变薄和浅表组织萎缩）。交感神经痛对阿片类和非阿片类止痛药不敏感，但通常区域交感神经阻滞可见效。

（4）心理性疼痛：心理性疼痛的病人一般无躯体病症，而存在心理、病理学方面的问题。

三、与慢性软组织损伤相关的疼痛

与慢性软组织损伤相关的慢性疼痛病理复杂，可能通过以下途径引起慢性疼痛：

1. 感受器

（1）直接刺激：不同部位的慢性软组织损伤引起的局部应力异常通过刺激机械感受器引起疼痛。慢性软组织损伤局部的代谢异常与无菌性炎症致大量疼痛化学介质释放（这些介质来源于神经元固有介质，包括不同的神经递质如 5-HT 和 P 物质，和神经系统固有的介质包括从炎症/免疫细胞和红细胞来源的物质，如从损伤组织释放的前列腺素、激肽、细胞因子、化学因子和 ATP 等)。

(2) 外周伤害性感受器敏感化：痛觉对延迟的刺激不会产生快速适应，持续的刺激可以产生更强的伤害性感觉或者可以减少刺激的阈值或强度，称为外周伤害性感受器敏感化。

2. 外周传入神经

(1) 原因：①卡压：慢性软组织损伤是许多神经卡压症的直接原因。②组织压力增高致神经功能异常：慢性软组织损伤引起的局部组织压力增高，血液循环障碍，影响相应部位的神经功能异常。③交感功能紊乱，血管痉挛，相应神经供血异常，引起相应神经功能的紊乱。

(2) 表现：背根神经纤维或脊（脑）神经损害引起放射性疼痛。

持续存在的损害可致神经功能失调、功能减退或功能障碍，表现为相应运动、感觉、自主神经功能紊乱等。

3. 中枢神经系统

(1) 引起慢性软组织损伤基础原因如：营养失衡、精神因素等都可以是中枢功能失调的重要原因。

(2) 慢性软组织损伤对中枢血供的影响也是中枢功能失调紊乱的重要原因。

(3) 持续存在的伤害性刺激，可以通过中枢致敏等机制，使得其对轻微刺激产生疼痛反应。

(4) 慢性软组织损伤引起中枢功能失调时，下行伤害感受抑制系统功能减退，使患者对伤害敏感性增加，痛阈降低。下行伤害感受抑制系统可强烈抑制脊髓伤害感受神经元。此下行抑制对深痛觉神经元的调节作用明显强于对皮肤痛觉神经元的作用。因此，此下行抑制系统的功能发生障碍后，主要导致深部组织的疼痛泛化。

(5) 伴随慢性软组织损伤所致的情绪、心理异常（直接影响相应中枢血液供应如边缘系统，或持续异常刺激对这些中枢的影响，或存在的内分泌等异常对中枢的影响）等都是引起患者对疼痛敏感性异常的重要原因，参与慢性疼痛的发生发展过程。

第三节　自主神经功能紊乱

一、概述

（一）主要脏器的自主神经支配

许多内脏结构接受交感和副交感神经双重支配，如：心脏、支气管平滑肌、胃肠道和唾液腺等。有些组织结构只接受交感神经支配，如：皮肤和骨骼肌的血管、汗腺和立毛肌、子宫等。有些组织以副交感神经支配为主，如：膀胱和虹膜。

1. 血管　刺激 T_{2-4} 前根，出现面颈部血管收缩；刺激 T_{3-7} 前根，出现上肢血管收缩；刺激 $T_{10} \sim L_2$ 前根，下肢血管收缩。这种现象可能代表该支配区血管的交感神经节前神经元所在的脊髓节段。到头部血管的节后纤维主要起自颈上神经节，其余的节后纤维来自颈下神经节和星状神经节，部分纤维经椎动脉和颈外动脉上行。

支配四肢皮肤血管的交感神经纤维主要是缩血管性的，主要参与体温调节，递质为正肾素。支配骨骼肌血管的交感神经纤维递质除有缩血管性的正肾素以外，还有扩张血管的乙酰胆碱。

颅内血管节前纤维通过 T_{1-2} 神经前根和白交通支，在星状神经节内换神经元，起自星状神经节的节后纤维，随椎动脉入颅，支配椎动脉和基底动脉。自颈上神经节发出的节后纤维，一组随颈外动脉支配脑膜中动脉，另一组随颈内动脉支配

Willis 环及其较大分支。以上交感性纤维是缩血管性的。

脑血管也受副交感神经调节，其纤维起自蝶腭神经节。静脉同样接受交感性运动纤维和感觉纤维支配。

2. 皮肤器官

（1）汗腺：受交感神经纤维支配，其大部分递质为胆碱能，腋下汗腺为肾上腺素能。支配立毛肌的神经递质为肾上腺能。

（2）皮肤：头颈部皮肤交感节前纤维起自 T_{1-2} 侧柱，节后神经元位于颈上与颈中神经节，节后纤维随颅内及动脉的分支走行，经各脑神经分布。上肢皮肤交感节前纤维起自 T_{3-7} 侧柱，节后神经元位于颈下神经节和上位 3 个胸交感神经节，节后纤维灰交通支加入脊神经至上肢。下肢皮肤交感节前纤维起自 $T_{10}\sim L_2$ 侧柱，节后神经元位于 $L_3\sim S_3$ 交感神经节内，节后纤维经灰交通支到支配下肢的脊神经。

3. 眼

（1）交感神经：节前纤维自 T_{1-3} 节段侧柱，节后纤维大部起自颈上神经节，支配瞳孔开大肌。交感性纤维也支配眼睑的平滑肌及上、下睑板肌，起着与提上睑肌一同维持开睑的作用。交感纤维由颈上神经节走向眶内的途中，首先要通过颈内动脉神经，然后可直接参加三叉神经眼支入眶，或取道颈动脉鼓神经及鼓室丛，再加入三叉神经。因此，一部分中耳破坏的患者，因为有此种交感神经的受累而出现霍纳综合征。

（2）副交感神经：节前纤维起自中脑的 Edinger-Westphal 核，随着眼神经出脑，于睫状神经节内形成突触，节后纤维经睫状短神经至虹膜的括约肌纤维和睫状突。

4. 心脏

（1）交感神经：节前纤维随 T_{1-6} 神经的白交通支入交感

链，并在颈上、中、下节和 T_{1-6} 节内换元，节后纤维经心上、中及心下神经和心丛至心脏。人类的交感干支配心脏的同半侧。

（2）副交感神经：节前纤维起自迷走神经背核，随迷走神经走行，离迷走神经干后，与交感神经纤维混合，形成心脏神经的深丛和浅丛。节后纤维至窦房结、房室结、房室束、心房肌和心室肌。冠状动脉的外膜由迷走神经纤维支配，中层平滑肌由交感神经纤维支配。

5. 呼吸系统

（1）交感神经：节前纤维自 T_{1-5} 节段侧柱，经相应神经的白交通支，于 T_{1-3} 交感节内换元，节后纤维由这些交感神经节发出至肺丛，分支于支气管平滑丛换元。

（2）副交感神经：节前纤维随迷走神经走行，经迷走神经的纵隔支至肺前丛、肺后纤维沿支气管树入肺组织。

一般认为，迷走神经纤维对支气管起收缩作用，而交感纤维起扩张支气管的作用。

6. 消化系统

（1）交感神经：到达胃、小肠、升结肠和横结肠的节前纤维自 T_{5-11} 节段侧柱，经相应的胸神经，经交感干，成为内脏神经，终于腹腔神经节。经腹腔丛和肠系膜上丛，节后纤维至丛内，纤维沿动脉至脏器。至降结肠、乙状结肠和直肠的节前纤维起至 L_{1-2} 节段侧柱，一部分在交感链内换元，大部分穿过之，成为内脏神经的组成部分，在肠系膜下丛、腹下丛及盆丛内换元，节后纤维分布于脏器。交感纤维受刺激时可抑制胃肠蠕动并增加括约肌的紧张度。

（2）副交感神经：节前纤维经迷走神经，通过腹腔丛和肠系膜丛，于胃、小肠、升结肠和横结肠中的神经元处换元，节后纤维分布于上述结构。刺激迷走神经可增加蠕动，促进肠液分泌。

降结肠、乙状结肠和直肠接受起自 S_{2-4} 节段侧柱的节前纤维，经前根至盆内丛和脏器壁内的节后神经元。

副交感神经促进直肠的紧张度和运动，以及肛门括约肌的松弛，在排便中起重要作用。

7. 膀胱

（1）交感神经：节前神经元位于 T_{11-12} 和 L_{1-2} 节段的侧柱内，节前纤维作为白交通支走出，大部分穿过交感链神经节，在腹下神经节和膀胱的神经节内换元，节后纤维至膀胱。

（2）副交感神经：节前纤维随 S_{2-4} 前根至盆神经，止于膀胱壁内的节后神经元，节后纤维分布于膀胱肌。

刺激含副交感纤维的骶神经时，导致膀胱排空，将其切断后，膀胱则不能排空，而只能在膀胱壁被牵张，膀胱内压增至足以开放尿道时，方出现排尿。于切断后期，膀胱发生节律性收缩波和自动开放尿道，但因收缩无力，故仍有一些尿液残留在膀胱内。

刺激膀胱的交感纤维时，引起输尿管口关闭及其被拉向中线。传递膀胱充盈感觉的纤维伴副交感走行在 S_{2-4} 神经进入骶髓。

牵张冲动也取道副交感神经。膀胱由于过度扩张或过度收缩引起的痛觉冲动随副交感纤维走行，起始于膀胱颈的冲动亦如此。而自膀胱三角和邻近膀胱底部的痛觉冲动随交感神经走行。

意愿性排尿主要是副交感和躯体运动活动，其主要过程是骶髓水平反射进行的，排尿反射性控制主要是抑制性的，于幼年已发育形成，并通过走行于皮质脊髓束的纤维来完成。

（二）内脏功能的中枢调节

机体的内脏活动是以反射形式进行的，除器官内反射外，内脏感受器发出的神经冲动经传入纤维进入中枢整合后，再由交感和副交感神经纤维传出，对内脏活动进行调节。调节内脏功能活动的低级中枢位于脊髓和脑干，较高级中枢位于间脑，高级中枢位于边缘系统和大脑皮质。正常的内脏活动是在各级中枢的相互配合下进行的。

1. 脊髓是调节内脏活动的初级中枢，由 $T_1 \sim L_2$ 和 $S_2 \sim S_4$ 节段脊髓侧角细胞发出交感神经纤维和副交感神经纤维支配内脏活动。当切断脊髓与高级神经部位的联系后仍可维持各种反射活动，如在脊髓休克期后，各种内脏反射如血管运动反射、发汗反射、排尿反射、排便反射和勃起反射等相继恢复，但由于失去高级神经控制，脊髓对这些反射调节较差，不能很好地适应生理需要。由卧位至站立时常有头晕感，刺激不能引起广泛反应，排尿不能完全排空，对温度刺激无反应。

2. 脑干在延髓和脑桥的网状结构中有许多调节内脏活动的中枢，调节呼吸、心率、血管运动和胃肠活动功能等。下行纤维支配脊髓，调节脊髓自主神经功能。延髓前外侧网状结构有升血压中枢；延髓腹内侧网状结构有降血压中枢；延髓背外侧网状结构有呕吐中枢；迷走神经背核附近有吞咽中枢；延髓内部周围网状结构有呼吸中枢，故称延髓为生命中枢；脑桥前端有呼吸调整中枢；脑桥中下部有长吸气中枢；中脑有调节直肠平滑肌紧张性反射中枢及瞳孔对光反射中枢。

3. 下丘脑是自主神经系统重要的皮质下中枢，调节机体的各种代谢活动，并与垂体-内分泌系统有直接或间接关系，对维持机体内环境稳定性，如体温调节、水及电解质平衡有重要作用。下丘脑的传出纤维至脑干与脊髓，通过交感及副交感神经纤维对内脏活动进行整合，主要调节以下自主神经功能。

（1）体温：体温的恒定有赖于体内产热与散热过程的平衡。在下丘脑存在散热和产热中枢，下丘脑前部视前区内有密集的热敏感神经元及少数冷敏感神经元，当体温升高时热敏感神经元兴奋引起呼吸加快、皮肤血管扩张、出汗增多和散热加强等；体温降低时冷敏神经元兴奋引起寒战、血管收缩、出汗减少或无汗、肌肉产热增加等。下丘脑后部对温度变化敏感性较低，是体温调节的主要整合中枢，对下丘脑前部视前区及外周传入冲动进行整合，或仅为产热和寒战反应的执行机构，下丘脑对体温调节的临界点为 36.8℃。

（2）摄食行为：在下丘脑外侧区神经核中有摄食中枢，腹内侧核中有饱食中枢。在正常情况下，这两个中枢的功能相互拮抗和相互协调，对血糖水平的变化敏感，维持正常的摄食功能。在病理状态下，由于摄食或饱食中枢平衡失调，就会出现中枢性食欲亢进或拒食现象。动物实验研究发现，下丘脑腹外侧区和腹内侧区破坏后，摄食功能紊乱经过一段时间后又可恢复，提示脑的其他部位也与摄食行为的调节有关。

（3）水平衡：下丘脑有维持机体水平衡的功能，下丘脑外侧区（摄食中枢附近）存在渴中枢，此区受刺激常出现饮水增多。下丘脑视上核和室旁核内存在血浆渗透压感受区，当血浆渗透压升高时，此区神经元发生兴奋，抗利尿激素分泌增加，使肾脏远曲小管和集合管对水的重吸收增加，尿液浓缩，排出减少，反之亦然。血容量过多或血浆渗透压降低时左心房容量感受器受刺激，冲动经迷走神经传入中枢，抑制下丘脑-垂体后叶系统，抑制释放抗利尿激素，同时动脉血压增高刺激颈动脉窦压力感受器，亦可反射性引起下丘脑抗利尿激素分泌减少。

（4）睡眠与觉醒：下丘脑是上行网状激活系统的组成部分，上行网状激活系统的完整性对维持机体觉醒状态有重要作用。下丘脑-垂体分泌的生长素、ACTH 和泌乳素等参与睡眠调节。下丘脑前部与睡眠有关，后部与觉醒有关，下丘脑损伤可出现持久的睡眠或觉醒状态或睡眠-觉醒周期紊乱。

（5）性功能：下丘脑中部核群与垂体的纤维联系可影响促性激素分泌，调节性腺功能。下丘脑中部核群损害可引起性腺萎缩和肥胖（肥胖性生殖无能症）或性腺功能亢进（性早熟）。下丘脑视前区内侧受刺激可使动物出现性行为，破坏此区可出现性冷淡或性行为丧失。

4. 大脑皮质是调节自主神经系统功能的最高级中枢。大脑皮质运动区和运动前区有许多自主神经中枢，能调节内脏器官的功能活动、躯体出汗和血压水平。刺激岛叶皮质可引起血压下降、呼吸抑制和胃肠运动减弱等，岛叶后部有调节心脏功能的交感及副交感神经中枢，人的交感神经中枢在右侧，动物在左侧，兴奋时出现心动过速和心律失常。人的副交感神经中枢在左侧，动物在右侧，兴奋时出现心动过缓及其他心律失常。岛叶皮质自主神经中枢刺激性或破坏性病损均可导致严重的心律失常和心电图改变，甚至猝死，被称为脑-心综合征。

5. 边缘系统包括边缘叶及有关的皮质和皮质下结构。边缘叶包括胼胝体下回、扣带回和海马回，以及深部的海马结构和齿状回。边缘系统对自主神经、内分泌腺和躯体运动有调节作用，刺激扣带回前部可引起呼吸抑制或呼吸频率加快、血压上升或下降、心率变慢、胃肠运动减弱、瞳孔扩大或缩小，刺激杏仁核可使唾液及胃酸分泌、胃肠蠕动增加或排便、心率减慢及瞳孔扩大等，刺激隔区出现阴茎勃起、血压下降或升高、呼吸暂停或增加等。

二、引起自主神经功能紊乱的基本途径

（一）通过周围神经途径引起自主神经功能紊乱

1. 局部慢性软组织损伤直接刺激或卡压周围神经，引起包含于周围神经内的自主神经功能异常（减弱或增强）；慢性软组织损伤通过这一途径引起临床表现十分常见。如肘后尺神经沟周围的软组织损伤，引起尺神经功能异常，表现为相应部位的多汗或无汗，局部冷热感异常等。

2. 局部慢性软组织损伤相关病理变化直接刺激相关感受器，通过周围神经传入至相应脊髓节段或脑神经核后，因神经汇聚效应，引起相应节段交感或副交感神经功能异常，出现其所支配脏器的功能紊乱，持续存在的功能异常，可引起相应的器质性改变。

如胸段（T_{6-10}）脊神经后支的内、外侧支或脊神经前支因为相应部位的慢性软组织损伤（如相应部位的竖脊肌的慢性损伤、腹肌的慢性损伤等），可出现这些节段相应的交感功能异常，如导致交感功能减弱，则迷走神经的兴奋性相对增加，导致胃酸分泌增多，胃出现相应征象如反酸等，持续存在这种异常是慢性胃炎、消化性溃疡发生的重要原因。

膝关节存在髌下脂肪垫损伤时，可引起踝关节上方环状红肿、灼热、疼痛感等。

长期某局部交感神经节功能的兴奋性增强，致局部的血管痉挛，相应器官供血不足致缺血性损害，如发生于复杂性区域疼痛综合征者毛发长而枯燥、稀疏或缺乏，皮下组织、肌肉尤其是骨间肌萎缩，骨质疏松明显，放射线示骨膜下骨吸收等。

（二）通过影响脊髓或脑干的相应自主神经中枢或脑神经的神经核引起自主神经功能紊乱

不同部位的慢性软组织损伤通过影响血液供应（直接压迫、交感反射、组织压力增高等因素），致脊髓或脑干相应自主神经中枢或脑神经的神经核功能异常，出现相应交感或副交感神经功能紊乱。

如颈肩背部慢性软组织损伤通过上述途径，引起椎-基底动脉供血不足，在相关结构供血不足时，出现相应功能紊乱，由此出现相应表现，如影响迷走神经功能时，可出现其功能亢进或功能减退的表现。

（三）通过影响自主神经功能更高级的中枢引起自主神经功能紊乱

大脑皮质不同区域的供血异常，影响相应的自主神经调节中枢时，会出现相应的自主神经功能紊乱的表现。这时表现往往复杂，表现为全身多系统、多器官的功能异常，这种影响长期存在时，必然出现相应的器质性改变。

三、主要临床表现

慢性软组织损伤可以引起自主神经功能紊乱，临床中常见的症状有：

1. 全身征象　疲乏、无力感、水肿、多汗、无汗、灼热、怕冷、多部位痒感，食欲异常，睡眠异常等。

2. 颅脑征象　失眠、急躁、猜疑、健忘、不能思维、多梦、个性古板、严肃、多愁善感、焦虑、悲观、保守、敏感、孤僻，反应迟钝等；枕部麻痛、头顶麻痛（或合并头皮肿胀）、偏头痛、太阳穴痛、前头痛、眉间痛、全头痛、头昏、眩晕、头紧（若戴紧帽）、脑鸣。

3. 颜面征象　面部麻木，面色青紫、苍白、蜡黄、色暗或有色素斑等。

4. 五官征象

眼部：眼胀、眼眶痛、眼球痛，视物模糊、视力减退、失明、眼干涩、畏光、飞蚊症、眼前闪光、眼睁不大（若瞌睡半醒样）、眼睑下垂（若重症肌无力）、眼周肿胀、眼结膜充血。

耳部：耳痛、耳根痛、耳根拉紧感、耳鸣、听力减退、耳聋。

口腔：口水少、流涎、严重口腔溃疡、牙龈浮肿、牙根痛、舌增粗、舌麻木、口开不了、说话不清楚。

咽喉部：咽喉痛、咽喉干、吞咽障碍、咽喉异物感、暂时性声音嘶哑。

鼻部：鼻塞、流鼻涕、打喷嚏、鼻干燥感、鼻腔异物感。

5. 胸部征象　背冷、胸闷，前胸痛、肋间痛、呼吸不畅、气急、不易深呼吸、叹息性呼吸、哮喘。

6. 心脏征象　血压异常、心悸、心慌，早搏、心前区痛。

7. 上腹部及消化道征象　腹部不适、腹痛、腹胀、嗳气、反酸、呃逆、食欲不振、胃纳不佳、习惯性便秘、慢性腹泻；肛门不适、坠胀者、下垂感。

8. 泌尿生殖系统征象　男性或女性的性功能减退或消失，女性月经失调、行经不畅、闭经、慢性阴道溃疡；尿频、尿急、尿痛、会阴不适、坠胀、下垂感。

9. 四肢征象　肩胛、肩、上臂、肘、前臂、腕、掌、髋、膝、踝、脚趾指或整个上肢或下肢发凉、浮肿、多汗或少汗，手指色泽发绀、脉搏减弱，举手无脉征、手套样发绀、敏感性紊乱、反射紊乱。

第四节　神经症样综合征

一、概念

神经症，旧称神经官能症，是一组精神障碍的总称。其共同特征为：起病常与心理社会因素有关；症状主要表现为脑功能失调症状、情绪症状、强迫症状、疑病症状、分离或转换症状、多种躯体不适感等，没有器质性病变。本病是一组高发疾病，女性高于男性。慢性软组织损伤引起的症状，集中表现为神经症的特征时，称为神经症样综合征。

二、主要临床表现

1. 精神易兴奋

（1）在日常生活中，很多小事均可使患者浮想联翩或回忆增多，尤其多发生在睡眠阶段。

（2）不随意注意增强。极易被周围细微的变化所吸引，以至于注意力很难集中。

（3）感受阈值降低，表现为对别人轻言细语的说话声，也感到嘈杂难耐，正常关门的声音，患者也感觉如同山崩地裂。对身体内部信息的感觉阈值下降则表现为躯体不适感觉增加。正常人不能时时感觉到的胃肠运动、心跳、呼吸运动、肌肉运动等，患者却可以不同程度地感受到，以致出现胃肠不适、心慌、气促、肌肉跳动或不适等。

2. 易疲劳　表现为能量不足、精力下降，工作稍久就觉得疲惫不堪，严重者一动脑筋就感到疲劳，思考问题十分困难。由于思维不清晰，精力不旺盛，感到记忆力差，工作效率低，做事常丢三落四、茫然无序。这种能量的不足并不伴有动机削弱，患者常苦于"力不从心"。

3. 焦虑　患者警醒水平增高，严重者有大祸临头、惶惶不可终日之感；有运动性不安、坐卧不宁，好比热锅上的蚂蚁；伴心悸、出汗、尿频、震颤、眩晕、恶心等自主神经功能紊乱的症状。

4. 恐惧　对某种客观刺激产生的一种不合理的恐惧，患者明知这种情绪的出现是荒唐的、不必要的，却不能摆脱，称恐惧症状。患者同时伴有一系列自主神经症状，如面红或苍白、呼吸心率加快、恶心、出汗、血压波动等。

5. 易激惹　易激惹是一类负性情绪，它不仅仅指易发怒，还包括易伤感、易烦恼、易委屈、易愤慨等。极小的刺激便可触动情绪的扳机，一触即发、大发雷霆最为常见。神经症的易激惹皆事出有因，有其方向性和目的性，只是情绪反应过度，因而患者常常后悔，有些患者在发作时仍在极力自控，只是力不从心。

6. 抑郁　抑郁是一种不愉快的情绪体验，轻者表现为缺少愉快感，重者感到绝望甚至有自杀倾向。对各种事情失去兴趣，有丧失感，如兴趣、动机、生活的期望、自我价值、自信心、欲望（如食欲、性欲）等，均可不同程度地下降或丧失。常伴有厌食、体重减轻、睡眠障碍、性欲减退、疲倦无力及慢性疼痛等症状。有时躯体方面的症状是患者就诊的唯一主诉，而无自觉的抑郁情绪体验，应特别注意鉴别。神经症患者中，抑郁程度多不严重，但持久难消，药物治疗不太理想。

7. 强迫症状　强迫症状是指一种观念、冲动或行为反复出现，自知不必要，但欲罢不能，为此十分痛苦。一般把强迫症状分为三大类——强迫观念、强迫意向、强迫行为。

8. 疑病症状　疑病症状是指对自身的健康状况或身体的某些功能过分关注，以致怀疑患了某种躯体疾病或精神疾病，而与实际健康状况并不相符；且医生的解释或客观医疗检查的正常结果不足以消除患者疑病观念，因而到处反复求医。患者往往感觉增敏，对一般强度的外来刺激感到不堪忍受，对体腔内脏的正常活动，也能"清晰"地感知并过分关注，如感到体内膨胀、跳动、堵塞、牵扯、扭转、缠绕、流窜、热气上冲等。这些内感性不适便成为疑病观念的始因和基础，加上多疑固执的个性素质，便发展成为疑病观念。

9. 躯体不适症状　可有多系统的躯体不适症状，为此就医于各科，均查不到器质性证据，其中最常见的为慢性疼痛、头昏、自主神经紊乱引起的各系统症状等。

10. 睡眠障碍　睡眠时间短或睡眠质量差，或者是对睡眠缺乏自我满足的体验。一般分为三种形式，入睡困难、易惊醒、早醒。以入睡困难为主诉者最为多见，其次是易惊醒和早醒。由于患者入睡前思绪繁杂、情绪焦虑、肌肉紧张，因而入睡的潜伏期延长，即使勉强入睡，睡眠也不深，极易为轻微刺激所惊醒，因而主诉"易醒"或"未睡着"，周围环境的声音、活动一概知晓，早晨醒来觉得不解乏，没有睡好，于是不想起床。

三、临床体会

实践过程证实，大量的神经症患者存在不同部位、不同程度的慢性软组织损伤，尤其是脊柱周围及躯干部位的慢性软组织损伤，患者的临床表现与慢性软组织损伤的发生部位存在对应关系，这种对应关系有些能够从神经节段相关知识得到很好解释，有些则不能直接从神经定位方面得到有效解释。但这种对应关系的客观存在、治疗效果的重复性，却是一个不争的事实。如冈下窝筋膜层松解与头痛、头昏、眼部征象之间的关系，髌下脂肪垫与膝痛、踝关节痛、小腿后侧痛、足底痛等的对应关系始终客观存在，病灶刺激与疼痛部位的关系并不符合神经支配关系。

针对慢性软组织损伤的有效治疗可在神经症患者身上产生稳定的疗效，而且其疗效与软组织损伤治疗的有效性存在内在相关性，即慢性软组织损伤得到有效治疗，神经症的各种征象得到消除，而慢性软组织损伤治疗不系统，慢性软组织损伤相关体征未明显消除时，其神经症的征象则缓解不明显或仅暂时缓解。在继续进行治疗后，患者的神经症征象可以消除，这些客观事实说明了这类神经症表现来源于相应部位的慢性软组织损伤。

慢性软组织损伤类疾病，在一个较长的时期内，不会出现影像学及实验室检查的异常，或者虽出现一些轻度异常，却与患者的临床表现缺乏相关性。这些患者在缺乏现代医学所需要的疾病诊断的影像学及实验室依据时，被诊断为神经症也是一个必然结局。

患者在被诊断为神经症的同时，也被诊断患慢性软组织损伤疾病，如腰肌劳损、肌筋膜炎、颈肩部肌肉损伤等。但专科医师（如神经、精神科）缺乏慢性软组织损伤方面相关的系统知识，无法理解神经症的征象与慢性软组织损伤之间的内在联系，从而把两种疾病隔离开来理解和治疗。

诊断此类疾病的关键是，典型的慢性软组织损伤临床体征如：系统的压痛点、慢性不可逆的软组织损伤局部表现，如运动时的弹响、局部组织增厚感或隆起、条索样改变、硬块、皮下结节、组织弹性减弱感、揉面感等。

如能够进入治疗程序，针对慢性软组织损伤进行有效治疗，使得患者的临床征象得到稳定的消除则是印证诊断的重要依据。进入慢性病程的神经症患者，系统的软组织学检查可以检得慢性软组织损伤的体征，慢性软组织损伤是神经症发生发展过程中客观存在的病理因素。

第五节　情　感　障　碍

一、概念

1. 情感的定义　　情感是人类情绪状态的外在反应，可表现焦虑、恐惧、愤怒、烦躁和激动等强烈情感反应，并可导致冲动，也可表现抑郁、爱或恨等隐匿的情感变化，均可伴内脏及自主神经系统变化，导致躯体症状。若情感反应过于强烈可导致理智障碍和行为异常，如言语错乱及行为失控等。

2. 情感的内容　　情感的内容包括：对刺激的觉察；影响或感受；自主-内脏性改变；导致某种行为冲动。

3. 情感的产生　　大多数情况下，情感是由（真实的或想象的）刺激所激发，包括认知、记忆及特定的联想。情感状态可反映心理体验，是纯主观的，只能经言语或行为而为人所知。部分自主（激素、内脏）身体行为表现在病人的面部表情、身体姿态、发音或行为上。

4. 情感障碍　情感障碍又称心境障碍，是以情感或心境改变为主要特征的一组精神障碍，通常伴相应的认知、行为、心理、生理及人际关系改变或紊乱，也常伴躯体症状，并可为重要的临床表现，如在某些状态下病人表现心境显著持久的高涨或低落，异常淡漠或欣快，情感障碍通常呈反复发作倾向，间歇期精神状态大多正常。

许多疾病均可出现情感障碍或以情感障碍为基础，详细的临床观察发现，多种情感障碍表现可归类为焦虑状态、抑郁与躁狂交替状态、对不幸生活经历的情感反应、身心疾病、性质不明疾病等。

二、情感障碍的表现

1. 情绪不稳　情感表达抑制机制减弱，似乎与病变部位无关。个体成长意味着具备一种抑制感情的能力，随着发育成熟并非情感减弱，而是可在他人面前掩饰。社会因素要比生物学因素更重要。

2. 攻击性、愤怒、暴怒及暴力行为　攻击性是社会行为的组成部分，在人的早年有助于在家庭和社会中确立地位。性别、文化教育与训练等多因素使得这种行为具有很大差异。在男性特别是有精神障碍背景者，直至 25～30 岁还未完全形成，此时这种异常行为可称作反社会人格障碍。

3. 平静与淡漠　思想、语言和运动均明显减少，这并非纯运动现象，与患者觉察力及思维变慢，对信息漠不关心、寡言、兴趣减少等有关。此种心理活动减少可认为是人格改变，可解释为刺激阈增高、注意力下降或不能维持注意、思维破坏、淡漠或缺乏兴奋（意志缺失）所致。所有这些情况感觉均正常，仅是精神活动减低。兴奋性减低、轻度意志丧失，意志薄弱、无动于衷、漠不关心及思想肤浅，对个人、家庭也不关心，对他人面部表情理解力下降，注意力下降。

4. 性欲改变　性欲亢进较少见。额叶眶面病变会消除道德伦理束缚并导致不加选择的性行为，额叶上部病变与普遍始动性减低，包括性冲动减少有关。持续亢进提示抑制解除，可能为边缘系统受累。性欲低下或缺乏常归因于心理压抑性疾病。已知下丘脑结节漏斗区病变可导致性功能失常。累及副交感神经骶区病变可使正常性功能减弱。

5. 急性恐惧、焦虑、喜悦和欣快等现象　促进恐惧与愤怒的神经环路均位于颞叶内侧部及杏仁核，在人与动物电刺激此区都可引起这两种情感反应，引发恐惧区域位于愤怒区域的外侧，破坏杏仁核中央部可消除恐惧反应。

抑郁作为发作性情感反应较少见，但可作为间歇发作现象出现。主侧半球较非主侧半球病变更易产生弥漫性抑郁心境，这种抑郁与疾病残疾的程度不呈比例。心肌梗死后、脑卒中后抑郁通常被视为反应性抑郁，是对严重损害的反应。

三、情感变化相关解剖生理基础

1. 情感变化与神经系统特定部位边缘系统有关　边缘系统是中枢神经系统中最复杂和所知最少的部分。边缘系统所包括的大脑部位相当广泛，如梨状皮层、内嗅区、眶回、扣带回、胼胝体下回、海马回、脑岛、颞极、杏仁核群、隔区、视前区、下丘脑、海马以及乳头体都属于边缘系统。边缘系统的主要部分环绕大脑两半球内侧形成一个闭合的环，故此得名。边缘系统内部互相连接，与神经系统其他部分也有广泛的联系。它参与感觉、内脏活动的调节并与情绪、行为、学习和记忆等心理活动密切相关。

2. 边缘系统的生理功能

（1）维持机体自身保存及种族保存：自身保存即获取食物及进食行为功能，主要结构是从前脑内侧上行至杏仁及边缘皮质额颞区及邻近区域。与觅食及生存斗争有关。种族保存是生殖繁衍后代，主要结构起自前脑内侧束及隔，再由隔及扣带回与海马发生连接的一些结构，刺激这些部位可引起愉快反应和性欲亢进等表现。

（2）边缘系统是情绪感受中心：Papez 认为，各种感觉均可到达海马，由海马组成一个共同区域执行情绪性反应，如惊喜、发怒、爱抚、拒绝和性欲等。他特别强调海马回及扣带回在情绪感觉中有重要意义，近年来认为杏仁等部位亦是情绪感觉的重要区域，事实上边缘系统也是情绪行为的调节中枢。

（3）边缘系统是内脏活动及行为反应的调节中枢：刺激下丘脑或低级脑干中枢特定部位可引起交感神经及副交感神经反应，进而导致躯体运动，是一种较恒定的整合反应。

由大脑边缘系统诱发的反应不恒定，如某些部位既可引起血压升高，亦可引起血压下降，既可使胃肠蠕动加强，也可使胃肠蠕动减弱。

边缘系统（特别是大脑边缘系统）是脑干整合行为反应形式的调节者，边缘系统本身不是该行为反应形式的直接组织者，仅起到促进或抑制性影响。调节是根据动机加强机制及记忆痕迹选择行为，最后通过脑干活动在效应器官反映出来。

神经递质研究阐明了边缘系统的另一功能，下丘脑去甲肾上腺素浓度最高，其次为边缘系统内部，至少 70% 的去甲肾上腺素聚集于延髓和脑桥上端蓝斑的轴突末梢。其他上行纤维轴突，特别是起自中脑网状结构终止于杏仁、中缝核及边缘叶外侧部纤维富含5-羟色胺。上行于前脑内侧束及黑质纹状体通路的中脑腹侧被盖部神经元轴突含大量多巴胺。边缘系统的锌浓度为神经系统各部位之首，但意义不明。

四、引起情感障碍的基本途径

1. 情感障碍是中枢神经系统对慢性软组织损伤的直接反应 中枢神经系统对慢性软组织损伤所致的局部机械及化学感受器异常的反应可表现为持续存在的情感障碍。存在系统慢性软组织损伤患者，引起慢性疼痛等临床表现，不同的情感反应作为疼痛反应的一部分，出现于慢性软组织损伤患者。

2. 与慢性软组织损伤相关的边缘系统功能异常表现为情感障碍 慢性软组织损伤持续传入的刺激造成中枢神经不同部位的功能紊乱，边缘系统功能异常表现为情感障碍；一些部位的慢性软组织损伤通过引起脑供血的异常而出现中枢神经不同部位的功能紊乱，累及大脑相应皮质及边缘系统时，机体对情绪的调节功能异常，表现为情感障碍。

3. 应激状态的表现 存在系统慢性软组织损伤患者，其普遍存在脑力与体力功能下降等表现，在需要承担稍高负荷时，即可处于应激状态。经常出现的这种应激反应，是慢性软组织损伤引起情感障碍的关键因素之一。其本身也是慢性软组织损伤不断发展的原因。

4. 营养失衡等因素可以通过各自的途径参与情感障碍的发生。

5. 情感障碍与慢性软组织损伤相互作用，互为因果，促进疾病进展，并使其表现复杂化。

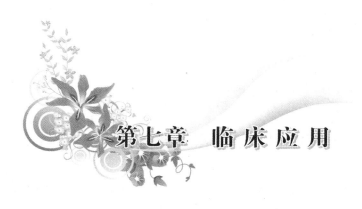

第七章 临床应用

第一节 头 痛

头痛是指局限于头颅上半部，包括眉弓、耳轮上缘和枕外隆突连线以上的疼痛。头颅下半部如面部、舌部和咽部疼痛属于颅面痛。

头痛是临床最常见的症状之一，在困扰人类的疼痛中，头痛无疑是发病频率最高的，每个人几乎都不止一次地有过头痛的体验。

慢性反复发作的头痛，是困扰人们的常见多发的神经内科疾病。慢性软组织损伤是各种慢性头痛发生发展过程中的关键病理因素，通过多种途径参与慢性头痛的发生、发展，并影响着疾病的转归。本节主要探讨各型慢性头痛发生过程中慢性软组织损伤因素，软组织闭合性系统松解减张术治疗慢性软组织损伤在头痛治疗中的应用等。

一、头痛好发因素

1. 为保护颅内重要器官脑的需要，头皮痛觉感受器较身体其他部分更丰富。

2. 头面部有鼻通道、口腔、眼和耳等精巧和高度敏感的器官结构，当疾病侵袭时可通过各自独特的方式诱发疼痛。

3. 对脑组织及颅内外血管来说，血流动力学改变如血压急剧增高、血管痉挛等也可诱发频繁的头痛发作。

4. 面神经、舌咽神经、迷走神经可将疼痛投射至鼻眶区、耳区和咽喉等处。有牵涉痛区域可能出现局部头皮触痛，牙齿或颞颌关节痛可引起颅脑牵涉痛，颈内动脉颈段所致头痛可投射至眼眉、眶上区及颈段脊柱上段，有时也可至枕部。颅外疾病所致疼痛一般鲜有头部牵涉痛。

二、病机

1. 刺激、压迫和牵张　头皮、皮下组织、帽状腱膜、颅骨骨膜、头颈部肌肉组织，可直接发生慢性软组织损伤而引起头痛发生。外伤、手术、炎症等恢复后引起的局部软组织瘢痕、粘连、挛缩可引起头痛，此类头痛表现单纯，疼痛部位固定，如引起局部神经卡压或刺激症状，则可引起神经支配区域的疼痛或感觉异常。支配上述痛敏结构的神经功能失调，可使头皮、皮下组织、帽状腱膜、颅骨骨膜、头颈部肌肉组织功能异常或血供异常，这些结构可能出现慢性软组织损伤，并表现为头痛。

如上位颈椎疾病引起的颈神经卡压或刺激出现枕后头痛；其他部位的慢性软组织损伤出现的头部皮下组织、帽状腱膜等的挛缩所致的慢性头痛表现等，都与上述因素密切相关。

2. 中枢神经功能异常　慢性软组织损伤可以导致周围神经与中枢神经不同部位的致敏，使得轻微的异常刺激即可引起头痛。

颈、肩、背部慢性软组织损伤，常引起椎动脉供血不足，引起脑干缺血时，脑干不同部位缺血可引起不同脑神经功能异常，表现为其支配的五官、面部功能异常，五官功能异常或持续的功能性异常并发器质性改变时，可表现为头痛。如原发性青光眼、慢性鼻炎相关头痛等。

　　慢性软组织损伤可通过多种途径影响（如脑干的脑神经核的血液供应异常，或相关部位的异常刺激导致脑干相应区域功能异常，不同的营养失衡对神经功能的影响如 B 族维生素的缺乏等）脑神经功能，出现与视神经、动眼神经、三叉神经、舌咽神经、迷走神经相关的疼痛。

　　面神经、舌咽神经、迷走神经可将疼痛投射至鼻眶区、耳区和咽喉等处，出现这引起区域的疼痛。

　　有牵涉痛区域可能出现局部头皮触痛，牙齿或颞颌关节痛可引起颅脑牵涉痛，颈内动脉颈段所致头痛可投射至眼眉、眶上区及颈段脊柱上段，有时也可至枕部。

　　3. 牵涉　慢性软组织损伤可通过多种途径引起营养失衡，精神、心理异常，产生慢性应激机制，这些机制，都可作为原发因素参与头痛的发生过程。精神、心理应激等因素本身可直接引起头颈部肌肉组织紧张而出现头痛表现。

　　4. 影响脑血供　枕颈胸肩背部慢性软组织损伤通过刺激颈胸段交感神经而出现交感神经功能紊乱，表现出交感的兴奋性增强或减弱，引起相应血管的异常收缩或扩张，出现与血管功能紊乱相关的头痛。持续存在的腰骶部慢性软组织损伤引起腰椎的生理曲度异常，机体通过系统的调节出现颈肩背部软组织损伤，也可表现出相关的头痛。

　　部分病人在治愈腰骶部软组织损伤后出现头痛征象，也是基于这样的机制，这时需要针对颈肩背部软组织进行相应治疗以帮助机体尽快建立新的生物力学平衡。许多慢性头痛患者在治疗腰骶臀部的软组织损伤后获得痊愈也是这一原因。

　　5. 心理因素　情绪异常及不同的心理状况，使患者对各种不同刺激的反应性存在极大差异。病程长的慢性软组织损伤患者，普遍存在不同程度的心理或情感的异常，对各种刺激的承受能力出现不同程度的降低。这些因素，使患者对一些刺激敏感性增加，易致头痛发生。

三、表现类型

不同程度、不同范围、不同病理时期的慢性软组织损伤与一些相关因素相互作用，可能表现为不同类型的头痛，介绍如下：

1. 偏头痛 偏头痛是反复或周期性发作的一侧或两侧搏动性头痛，常伴恶心、呕吐，发作前可有先兆，是神经、血管功能障碍性头痛，为临床常见的特发性头痛。偏头痛人群患病率差异颇大（5%～40%），仅次于紧张性头痛。

慢性软组织损伤可能通过以下途径引起偏头痛样表现：

（1）对局部周围神经的影响：枕、颈、项、肩、背部的慢性软组织损伤对上位颈段脊神经的刺激与卡压，是偏头痛临床表现的一个重要组成部分，主要涉及枕大神经、枕小神经、耳大神经等，出现相应部位的表现。

（2）对颈段交感神经的影响：枕、颈、项、胸、肩、背部的慢性软组织损伤影响相应节段交感神经功能，表现为颅内血管舒缩功能紊乱，出现中枢神经系统不同部位的血供异常，出现相应区域供血不足征象。

（3）脑神经功能异常：上述因素所致的脑干不同部位血液供应异常，出现相应脑神经功能异常，是偏头痛临床表现的又一重要组成部分。

临床上，偏头痛患者基本存在上述部位的慢性软组织损伤，针对上述部位慢性软组织损伤进行有效治疗是治愈的有效方法。

2. 丛集性头痛 是少见的伴一侧眼眶周围严重疼痛的发作性头痛，具有反复密集发作的特点。也称偏头痛样神经痛、组胺性头痛、阵发性夜间头痛等。

笔者认为：颈、枕、项部的慢性软组织损伤，引起椎动脉的供血紊乱，导致脑神经核及（或）引起相应脑神经功能异常，影响相应神经功能，如岩浅大神经和蝶腭神经节传递的副交感神经功能紊乱等，是本病的直接原因。

3. 紧张型头痛　紧张型头痛以往称紧张性头痛或肌收缩性头痛，是双侧枕部或全头部紧缩性或压迫性头痛。约占头痛病人的 40%，是临床最常见的慢性头痛，终身患病率为 37%～78%。

慢性紧张型头痛患者，病程长者，存在的慢性软组织损伤一般范围大，病程长者，通常可涉及颈肩背胸腰臀腿部，不可逆程度重。导致慢性软组织损伤发生的原因也长期影响患者，使得部分患者虽然表现单纯，但要消除或缓解其表现则颇为不易，而大部分患者的表现则较为复杂而多样，一般均会出现系列征象，这些表现基本能够通过不同部位存在的慢性软组织损伤引起的征象得到有效的解释。针对这些部位的慢性软组织损伤进行有效治疗，可逐渐消除患者征象。

病程长者，必然存在头部皮下组织、帽状腱膜等组织的挛缩。由此引起的头部紧箍感，是紧张性头痛的重要表现。

4. 外伤后头痛　头痛是头部外伤的一个重要症状，但头痛的程度与外伤的严重程度并不成比例，甚至，有些报告认为外伤后头痛的发生率与外伤的严重程度成反比。最近的一项研究发现，轻度头部外伤后较为严重的头痛发生率为 72%，而重度外伤后同样程度的头痛发生率仅为 33%。

外伤过程除导致颅脑损伤外，还导致相应部位的软组织损伤（或脊柱相关节段的相对位置发生改变，表现为相关部位的前后移位、旋转移位、侧方移位，以及上述移位的综合，这些相对位置的变化同样引起局部机械紊乱，刺激相应的感受器，反射性引起相应部位的神经功能紊乱，可以表现为头痛），这些部位存在的软组织损伤，在恢复过程中产生局部粘连、挛缩、瘢痕等病理变化，刺激或卡压相关神经、血管，出现临床征象，表现为各种头痛；某些部位的粘连、挛缩、瘢痕或肌肉组织张力异常（外伤后可出现肌痉挛或肌无力等），导致机体系列生物力学异常，机体通过系列调节，出现多区域的生物力学状况改变，使许多部位承受更高负荷，与外伤相伴的应激、营养状况的变化、情绪与心理的变化等多因素相互作用，使得系统的慢性软组织损伤发生成为可能，系统的慢性软组织损伤可表现为各种头痛。

不同程度的颅脑损伤，在治疗过程中都有一定时间的卧床过程，较长时间的卧床，在缺乏有效的康复措施时，必然伴有不同部位、不同程度的慢性软组织损伤，这些部位的慢性软组织损伤，可以表现为各种头痛。

5. 根据头颈肩腰骶等部位软组织损伤的程度和范围，分为轻型、中型、重型，便于针刀临床诊断与治疗。

四、治疗

（一）治疗的特点

1. 丛集性头痛　丛集性头痛以治疗枕、项段慢性软组织损伤为主。

C_2棘突侧缘及后缘、C_2关节突、枕骨上项线及上下线间、C_{2-4}横突后结节存在的慢性软组织损伤是治疗的关键部位。仅需解决患者的头痛征象，这些部位的治疗基本能够满足要求。

如果从治疗效果的稳定性及患者整体健康状况全面改善的角度来看，则需要全面考虑不同部位慢性软组织损伤的内在联系，针对存在的慢性软组织损伤进行系统治疗。与慢性软组织损伤密切相关的因素的调整也是治疗与康复过程中需要考虑的重要因素（营养失衡、心理社会因素、高负荷状态等）。

2. 紧张性头痛　病程过长的紧张性头痛，其存在的健康问题一般较多，患者接受本方案治疗，要达到理想的疗效，一般需要住院次数可能在 3～5 次，或更多。需要坚定的治疗信心方能完成治疗过程。针刀松解减张治疗紧张性头痛，其价值不仅仅是头痛的缓解或消除，更意味着整体健康状况的全面而根本的改变。

3. 偏头痛　针对颈、枕、项部局限性慢性软组织损伤的有效治疗，可以使大量的偏头痛患者头痛消除，并不再发作，部分患者则需要系统的软组织治疗才可取得稳定疗效。

（二）治疗部位

1. 轻型　C_2棘突侧缘及后缘；寰椎侧块；C_2关节突；枕骨上项线；枕骨上下线间；C_{2-4}横突后结节。

2. 中型　枕骨上项线、枕外隆凸下缘及两侧缘、枕骨上下线间、颈椎棘突侧缘及后缘、寰椎侧块、颈椎关节突；颈椎横突后结节存在的慢性软组织损伤；上胸段软组织在相应棘突、关节突、横突及肋骨附着处；肩胛骨内上角、内侧缘、肩胛冈上缘、冈上窝、冈下窝、锁骨及胸锁关节处等软组织附着处的治疗。

3. 重型　枕骨上项线、枕外隆凸下缘及两侧缘；枕骨上下线间；颈椎棘突侧缘及后缘；寰椎侧块；颈椎关节突；颈椎横突后结节存在的慢性软组织损伤；上胸段软组织在相应棘突、关节突、横突及肋骨附着处；肩胛骨内上角、内侧缘、肩胛冈上缘、冈上窝、冈下窝；锁骨及胸锁关节处等软组织附着处的治疗；下胸段及腰骶部脊柱周围软组织的针刀治疗；臀腿部周围软组织的针刀治疗；其他相关部位的慢性软组织损伤的治疗。

可分次完成颈、枕、项、肩、背、胸、腰、骶、臀、腿部系统慢性软组织损伤的闭合性系统松解减张术的治疗，一般患者分两次完成，两次治疗间隔 3～5 天。在较短的时间内完成治疗，有利于机体整体进行生物力学的调整。

这一方案可减少对某一区域治疗后，整体生物力学状况发生变化后，出现新征象的机会，并可明显缩短患者治疗的总过程。

五、典型病例

病例1：江苏某市公务员，头痛20年，紧箍感，失眠、面肌痉挛，反应迟钝，记忆力减退，不能上班1年。2006年4月20日入院。

20年前无明显诱因出现头痛，以头顶部为主，有头顶部受压感，呈持续性并渐次加重。在北京读书（1984年、1985年）期间曾就诊于北京著名医院的神经内科，检查无阳性发现，西药治疗无效。1986年毕业后曾先后就诊于江苏省各级医院及上海著名医院的神经内科，诊断为紧张性头痛，坚持服药年余不效。发病10年后疼痛加剧，难以承受，请其同学（当地医院脑外科副主任医师）采用外科手术将头皮切开松解，手术半个月内，症状减轻。之后不久症状恢复如初。自述手术时其同学曾说其头皮如同象皮样，难以切开。后由其同学陆续做了九次头部松解手术，每次都是在患者再三要求下实施。治疗完成后也均有短暂的效果。近几年，患者已经对此治疗失去信心，不再就诊、不再接受治疗。近两年症状加剧，并出现左侧面肌痉挛，面部疼痛，伴失眠，每天只能入睡2～3个小时，记忆力减退，反应迟钝，不能坚持上班已经1年。4个月前曾在江苏省某医院接受针刀治疗两次，当时似有轻松感，后又恢复如前，整日情绪萎靡，对周围事物不感兴趣，对未来生活不抱希望，不愿见人，不愿交谈。2006年4月20日以颈肩背腰臀部慢性软组织损伤收入住院。

入院时现慢性病容，反应迟钝，目光呆滞，面色紫暗，能够正常应答，但不愿应答，左侧面部时有不自主抽动。常规体检示左侧面部显得比右侧面部为大，头顶部有片状瘢痕组织，局部僵硬，余无阳性发现。系统软组织检查示，颈部前屈、后仰及双侧旋转时略显僵硬感。枕外隆突两侧缘、枕骨上项线及上下项线之间片状软组织紧张感，局部压痛明显，有象皮样增厚感，C_{2-7}棘突两侧缘压痛，C_2、C_5、C_7棘突两侧缘局部有结节感，C_{2-7}关节突及横突后结节压痛，肩胛骨内上角、肩胛冈上缘、肩胛骨脊柱缘、冈下窝、肩胛骨腋缘内侧，存在片状压痛区域，冈下窝局部组织存在条索样变，持续按压冈下窝软组织时。T_{1-12}关节突、棘突两侧缘压痛、6～11肋肋角、L_{1-5}关节突、横突尖部存在片状压痛，竖脊肌呈条索样改变，组织弹性减弱，髂后上棘外缘、内上缘、骶髂关节内侧缘、髂翼外面臀大肌、臀中肌、臀小肌、阔筋膜张肌片状压痛区，局部条索样变，神经系统检查无阳性发现。

入院后分两次完成全麻下针刀闭合性松解术，分别松解、减张颈肩背部及腰臀部软组织，并做头皮局部瘢痕组织张力高处的针刀松解、减张治疗，住院10日。治疗后，患者头顶部紧箍感减轻，面部抽动减少，睡眠时间增加至每日4小时。两月后第二次住院，住院时间3日，重复上述治疗，增加面部局部肌群附着处的针刀治疗。治疗后，面痛、面抽动感消除。患者精神状况发生根本性改变，与治疗前判若两人。4个月后仍存在头部胀痛感，比治疗前明显减轻，要求第三次住院治疗。重复原治疗，治疗程度比以前轻，治疗范围小，术后3日出院。

出院半个月，能够正常上班，胜任工作，正常参加各种社交活动，精神状况良好。现在每日坚持练习太极拳。本患者连续随访五年病情稳定。

病例2：紧张性头痛。患者16岁，初三学生，头痛2年并神经衰弱综合征。

头痛两年，失眠、反应迟钝，记忆力减退，不能上学半年，1999年起反复在本地医院的神经内科就诊，诊断为神经性头痛，神经症。服药治疗年余未效，至就诊时已经半年不能上学。2000年1月20日入院。

入院时体检后确诊为慢性颈肩背部软组织损伤，其征象均与软组织损伤所致自主神经功能紊乱相关。入院后实施全麻下针刀颈肩背部软组织针刀治疗一次，4 日后出院。出院 2 周后恢复学业，当年参加中考成功升学。现已经大学毕业，并在上海某区中学任教。随访 6 年无复发。

病例 3：偏头痛。患者为女性，上海市金山区人，反复发作性头痛 6 年。2003 年 7 月就诊于江苏盐城市第四人民医院。

患者因发作头痛 6 年，在上海数家医院就诊，诊断为偏头痛，中西药物、封闭治疗效差，2003 年 7 月就诊于江苏盐城市第四人民医院。有腰骶臀部酸痛史近十年，近年现颈背部紧张感。头痛发作时，颈背部紧张感更剧，时有眩晕发作。就诊时头痛发作频繁，几乎每日均有头痛发作。

入院时检查示：颈前屈后仰、双侧旋转均受限，腰前屈、后伸受限，枕外隆突两侧缘、枕骨上、下项线之间片状软组织紧张感，局部压痛明显，并有象皮样增厚感，C_{2-7} 棘突两侧缘压痛，C_{2-5} 棘突两侧缘局部有结节感，颈胸交界处棘突两侧缘圆形隆起，C_{2-7} 关节突及横突后结节压痛，肩胛骨内上角、肩胛冈上缘、肩胛骨脊柱缘、冈下窝、肩胛骨腋缘内侧存在片状压痛区域，冈下窝局部组织存在条索样变，T_{1-12} 关节突、棘突两侧缘压痛；6～11 肋肋角、腰骶部软组织附着处片状压痛区，以横突尖、关节突、骶中嵴、髂嵴上缘、髂后上棘内侧缘处为剧，双侧臀部及大腿根部软组织压痛明显，以臀大肌、臀中肌、臀小肌、阔筋膜张肌髂翼外面附着处压痛。

入院后，相关检查无针刀治疗及静脉复合麻醉禁忌，采用异丙酚合并芬太尼静脉全身麻醉，一次完成上述部位的针刀治疗，7 天后出院，患者头痛明显缓解。术后 1 个月随访仍有头痛发作，每周 1～2 次，发作时间明显减轻，程度减轻。

术后 2 个月复诊：头痛仍在发作，每周 1～2 次，发作时间明显减轻，程度减轻。上述部位体征仍在，程度较入院时减轻，颈胸交界处、棘突两侧缘圆形隆起缩小明显。局部软组织僵硬感、条索感明显减轻。再次住院针刀治疗，麻醉下一次完成治疗。4 年后有头痛发作，枕项部局部治疗后征象消除。随访至 2011 年，病情稳定。

第二节　消化性溃疡

消化性溃疡指胃肠道黏膜被胃酸和胃蛋白酶等自身消化而发生的溃疡，其深度达到或穿透黏膜肌层，直径多大于 5mm。溃疡好发于胃和十二指肠，也可发生在食管下段、小肠、胃肠吻合口及其附近的肠袢，以及异位的胃黏膜。胃溃疡和十二指肠溃疡是最常见的消化性溃疡。

一、概述

国内资料显示男性患病多于女性，十二指肠溃疡多于胃溃疡，溃疡病可发生在不同的年龄，十二指肠溃疡多见于青壮年，胃溃疡多见于中老年，前者的发病高峰一般比后者早 10 年。我国南方患病率高于北方，城市高于农村，可能与饮食习惯、工作紧张有关。发作有季节性，秋冬和冬春之交是高发季节。

二、实用解剖

胸交感神经与胃、十二指肠有关的主要是 7 个胸神经节及其分支，即胸 6～12 脊髓侧角发出的节前纤维，通过交感神经节后，组成大、小内脏神经，其神经纤维达胃、十二指肠动脉及胃右网膜动脉，形成下丛，分支分布于胃大弯部，脾丛发出的分支分布于胃大弯、胃底等；胃上丛随胃左动脉走行，分布于胃小弯；肠系膜上丛伴随肠系膜上动脉走行，分支分布于结肠左曲以前的小肠。

三、病因病机

不同部位的慢性软组织可能通过下列途径参与了消化性溃疡的发生与发展：

1. 情绪或心理异常　持续存在的慢性软组织损伤，影响患者自我调节能力，机体对于病理刺激的反应性情绪或心理异常，临床表现为愤怒、抑郁等，愤怒使胃液分泌增加，抑郁则使胃液分泌减少，其他不同的情绪异常，也通过多种途径影响消化液的分泌。胃液及其他消化液的分泌异常是消化性溃疡发生发展的重要病理机制。

2. 自主神经功能紊乱

（1）第六胸椎至第十胸椎棘突、肋横突关节、肋角等部位附着的软组织有慢性损伤时，变性软组织对胸 6～10 脊神经产生机械或化学性刺激，从而影响交感神经功能，导致胃肠蠕动的异常、消化液分泌，影响脏器的血液供应。

（2）枕颈项胸肩背部的慢性软组织损伤，局部紧张性增强，可以压迫或刺激颈椎交感神经、椎动脉和颈内动脉，使椎动脉的血液供应障碍，使脑干内部分脑神经核缺血，出现相应的脑神经功能异常，出现复杂的临床综合征，包括消化道的功能与消化液的分泌。

（3）腰 1～2 节段脊神经因相关部位的慢性软组织损伤而受刺激，可表现为大便异常如腹泻或便秘，肛周不适感、肛门坠胀感等。

（4）骶部慢性软组织损伤通过相同机制，引起骶髓的副交感中枢功能异常，直肠、肛门功能及动力异常，出现腹泻或便秘，肛周不适感、肛门坠胀感等。

四、临床表现

1. 症状　多数表现为中上腹反复发作性节律性疼痛，或以出血、穿孔等并发症的发生作为首次症状。少部分患者无疼痛表现，特别是老年人。胃或十二指肠后壁溃疡，特别是穿透性溃疡可放射至背部。多呈隐痛、钝痛、刺痛、灼痛或饥饿样痛，一般较轻而能耐受，偶尔也有疼痛较重者。持续性剧痛提示溃疡穿透或穿孔。

十二指肠溃疡的疼痛好发于两餐之间，持续不减直至下餐进食或服制酸药物后缓解。胃溃疡疼痛的发生较不规则，常在餐后1小时内发生，经1～2小时后逐渐缓解，直至下餐进食后再出现上述节律。

疼痛可持续几天、几周或更长，继以较长时间的缓解。全年都可发作，但以秋末至春初较冷的季节更为常见。常因精神刺激、过度疲劳、饮食不慎、药物影响、气候变化等因素诱发或加重；休息、进食、服制酸药、以手按压疼痛部位、呕吐后减轻或缓解。

本病除中上腹疼痛外，尚可有唾液分泌增多、烧心、反胃、反酸、嗳气、恶心、呕吐等其他胃肠道症状。食欲多保持正常，但偶可因食后疼痛发作而畏食，以致体重减轻。

2. 体征

（1）溃疡发作期，中上腹部可有局限性压痛，程度不重，其压痛部位多与溃疡的位置基本相符。少数患者可有贫血和营养不良的体征。

（2）可出现慢性软组织损伤的相关体征。

五、相关消化系统疾病

1. 慢性胃炎　慢性胃炎是指不同病因引起的胃黏膜的慢性炎症或萎缩性病变，临床上十分常见，约占接受胃镜检查病人的80%～90%，随年龄增长萎缩性病变的发生率逐渐增高。大多数病人常无症状或有程度不等的消化不良症状，如上腹隐痛、食欲减退、餐后饱胀、反酸、恶心等。严重萎缩性胃炎患者可有贫血、消瘦、舌炎、腹泻等。

2. 胃肠道功能性和动力性疾病 环咽部运动障碍（即癔球症）、食管性吞咽困难、痉挛性疾病、贲门失弛缓症、非特异性食管运动障碍和胃食管反流性疾病（GERD）等；功能性消化不良、吞气症、功能性呕吐、胃轻瘫等；假性肠梗阻、肠易激综合征、功能性腹胀、功能性便秘、功能性腹泻、非特异性肠功能紊乱、功能性腹痛、肝胰壶腹括约肌运动障碍等；功能性便秘、功能性大便失禁、各种盆底功能障碍等。

3. 肠易激综合征 肠易激综合征（IBS）是临床上最常见的一种胃肠道功能紊乱性疾患，是一组包括腹痛、腹胀，以大便习惯改变为主要特征，并伴大便性状异常，持续存在或间歇发作，而又缺乏形态学和生物化学异常改变等，大致可分为腹泻型、便秘型、腹泻便秘交替型和腹痛型。

患者多以年轻人和中年人为主，年龄在 20～50 岁，老年后初次发病者少见，但常伴有胃肠功能紊乱的其他表现；以女性多见，有家族聚集倾向。国人出现 IBS 症状者的比率与国外相仿。过去称此综合征为结肠痉挛、结肠激惹综合征、黏液性结肠炎、过敏性结肠炎、结肠功能紊乱等。

六、针刀治疗

有上述临床表现，又有脊柱周围广泛的慢性软组织损伤表现及压痛等阳性指征，可考虑针刀松解治疗。

1. 常规选以下部位松解 第六胸椎至第十胸椎棘突；肋横突关节；肋角及腰骶臀部。

2. 咽喉不适感、异物感、癔球症、食管痉挛、神经性嗳气等征象者，往往表现为神经症样综合征，可考虑以下部位治疗：枕骨上项线、枕外隆凸下缘及两侧缘；枕骨上下线间；颈椎棘突侧缘及后缘；寰椎侧块；颈椎关节突；颈椎横突后结节；上胸段软组织在相应棘突、关节突、横突及肋骨附着处；

肩胛骨内上角、内侧缘、肩胛冈上缘、冈上窝、冈下窝；锁骨及胸锁关节处等软组织附着处；下胸段及腰骶部脊柱周围软组织；臀腿部周围的软组织；其他相关部位的慢性软组织损伤。

七、典型病例

沙某，男，30 岁，江苏建湖县人，3 年前因反酸、上腹部疼痛，经胃镜检查诊断为十二指肠溃疡，在当地医院消化内科接受正规治疗，当时痊愈，半年后复现原征象，治疗后愈。3 年来，反复发作，每劳累后征象、胃镜检查、诊断相同。有腰背酸痛史 4 年。近半个月又出现反酸、上腹部疼痛。

专科体检示：双侧 T_{8-12} 关节突、棘突两侧缘压痛，双侧腰骶部软组织附着处片状压痛区，以右侧横突尖、关节突、髂嵴上缘、髂后上棘内侧缘处为剧。

入院后，相关检查无针刀治疗及静脉复合麻醉禁忌，采用异丙酚合并芬太尼静脉全身麻醉，一次完成上述部位的针刀治疗，7 天后出院，腰臀部治疗酸胀感，无其他不适。嘱出院恢复。随访 3 年无复发。

第三节 性功能障碍

一、概述

性功能障碍指性交过程中的一个或几个环节发生障碍，不能产生满意的性交所必需的生理反应及快感。

要诊断为性功能障碍，其症状必须是持续存在或反复出现，并因此不能进行自己所希望的性生活，对日常生活或社会功能造成影响，给患者带来明显痛苦。如果症状仅是偶尔或一过性的出现，则不能诊断为性功能障碍。性欲减退与性激起障碍在女性和中老年人中比较常见。

在性功能障碍类疾病发生发展的过程中，慢性软组织损伤因素通过多种途径参与了这一过程，并始终发挥着重要作用。

二、病因病机

1. 常见病因

（1）性激素水平：性欲强度与雄激素水平有关，使用抗雄激素药物、服用雌激素，以及进行阉割等，均可使男性性欲下降，但具有正常内分泌功能的男性在加用雄激素后不增加性欲。雄激素可提高女性性欲。

（2）情绪状况：焦虑情绪是引起性功能障碍的重要心理原因。如果男性第一次性交不成功，女性曾有被人调戏、强暴的厌恶经历；父母或其他人的过分警告与宗教禁戒等都可能成为个体对性行为焦虑、厌恶的根源。最初性生活的不顺利对以后的性功能障碍有重要影响。

性行为要在体内神经化学物质保持一种平衡状态时才发生，脑内的神经化学物质达到一定的量，才会引起性欲。长期的紧张状态还会使其他几种动情物质减少，如肾上腺皮质激素和睾酮等。由此可见，性功能极为脆弱，在紧张、恐惧、焦虑的状态下最先丧失的就是人类的性功能。

（3）躯体与精神疾患：躯体疾病是引起性功能障碍常见的原因，常见的躯体疾病包括内分泌疾病、妇科疾病、心血管疾病、呼吸系统疾病、神经系统疾病及某些外科疾病。而抑郁症和某些精神分裂症也常伴有性功能障碍。

（4）药物：常见的有乙醇，降血压药物，β受体阻滞剂，抗焦虑药，抗抑郁药，抗胆碱能药与抗精神病药物，镇静安眠药及某些激素如固醇类等。

2. 颈腰骶部软组织损伤　慢性软组织损伤作为一个重要原因可以引起各种表现的性功能障碍：

（1）性活动重要的动力提供者：在性活动过程中，作为性活动重要的动力提供者，腰骶臀腿部及下胸段肌肉组织存在慢性软组织损伤时，这些肌群的运动可能超出其能够承受的负荷，出现酸胀痛感，这些不适，反射性地抑制性活动过程，表现为不同形式的性功能障碍，如阳痿、早泄、性欲减退等。

（2）节段的交感与副交感神经功能异常：腰骶臀腿部及下胸段存在的慢性软组织损伤通过引起相关节段的交感与副交感神经功能异常，导致生殖系统功能异常，表现为各种性功能障碍。

在男性，阴茎的海绵体内有与动脉相通的血窦，当动脉扩张时，一方面由于流入阴茎的血液增多，并充满血窦，使阴茎体积增大而勃起；另一方面，由于静脉被胀大的海绵体压迫而使静脉血回流受阻，进一步促进勃起。阴茎内的小动脉同时受盆内脏神经（副交感神经）和腹下神经（交感神经）支配，盆内脏神经兴奋，血管扩张，引起勃起，腹下神经兴奋，则血管收缩，阴茎变软。脊髓的勃起中枢在骶髓的 $1\sim3$ 节段，并受大脑皮质的控制。

在女性，同样的机制使得其在性生活时的生理调节机制障碍而表现为不同形式的性功能障碍，如性交痛、阴道痉挛、性交时阴道分泌液缺乏等。

宣蛰人通过大量临床实践证实：女性大腿根部存在的慢性软组织损伤是其性功能障碍与性交疼痛的重要原因。我们的大量临床实践亦证明：腰骶臀腿部及下胸段的慢性软组织损伤是性功能障碍的重要原因。

（3）中枢神经系统途径：颈肩背胸部存在的慢性软组织损伤通过多种途径引起脑部不同中枢血液供应异常，相应中枢出现功能异常，累及不同部位的性中枢时，出现不同形式的性功能障碍，如性欲减退、性高潮障碍、女性性唤起障碍、男性勃起功能障碍等。

（4）内分泌及心理情感等因素。

（5）颈胸腰骶部慢性软组织损伤可引起相关疾病，导致性功能障碍。

三、临床表现

1. 性欲减退 指成人持续存在性兴趣和性活动降低，甚至丧失，表现为性欲望、性爱好及有关的性思考或性幻想缺乏，且症状持续至少 3 个月以上。性欲减退是性反应周期欲望阶段的原发性障碍，女性多于男性。

2. 女性性唤起障碍 女性性唤起障碍（阴冷）指成年女性有性欲，但难以产生或维持满意性交所需要的生殖器的适当反应，如阴道湿润差和阴唇缺乏适当膨胀，以致性交时阴茎不能舒适地插入阴道。本病症状有复发倾向，有的迁延不愈，有的可能发展成性欲低下。

3. 男性勃起功能障碍 指持续（连续 6 个月以上）无法达到或维持充分的勃起以进行满意的性生活。

4. 早泄 早泄指持续地发生性交时射精过早导致性交不满意，或在阴茎进入阴道前夕或刚刚进入阴道后就射精，或在阴茎尚未充分勃起进入阴道的情况下就射精。

有些患者还会有性高潮障碍、阴道痉挛、性交疼痛等临床表现。

四、针刀治疗

腰骶臀腿部慢性软组织损伤的严重程度决定了治疗的难易，所以既会有简单治疗而获得满意疗效者，也有需要反复治疗方能获得稳定疗效者。即便采用针刀大松解治疗，有些病例也需要 3～5 次的住院治疗方能获得稳定的疗效。

五、典型病例

张某，男，33 岁，木工，江苏兴化市人，颈肩腰背腿部酸痛 3 年，性功能减退加重 1 年余，伴头昏、记忆力减退。2003 年 10 月 2 日入院。

患者颈肩腰背腿部酸痛 3 年，小腹有坠胀感。性功能减退明显，已不能完成勃起动作。患者 3 年前出现颈肩腰背腿部酸痛症状，呈持续性，肩背部酸痛时累及双上肢，工作半天即出现双上肢无力感，需要较长时间休息才能继续工作。腰部及膝以上酸痛，有尿不尽感，小腹时有胀痛，头昏、记忆力减弱。当地医院头颅 CT、X 线颈椎、腰椎检查等均无阳性发现，前列腺液、前列腺 B 超检查提示慢性前列腺炎，相应治疗半年无明显好转。

入院时现慢性病容，常规体检无阳性发现，系统软组织检查示：颈部旋转时略显僵硬感，出现弹响，枕外隆突两侧缘、枕骨上项线及上下项线之间片状软组织紧张感，局部压痛明显，C_{2-7} 棘突两侧缘压痛，C_2、C_5、C_7 棘突两侧缘局部有结节感，C_{2-6} 关节突及横突后结节压痛，肩胛骨内上角、肩胛骨脊柱缘、冈下窝、肩胛骨腋缘内侧存在片状压痛区域，冈下窝局部组织存在条索物，按压冈下窝软组织时，出现双上肢沿内侧向下放射至肘部的疼痛感。T_{7-12} 关节突、棘突两侧缘压痛，7～11 肋的肋角、L_{1-5} 关节突、横突尖部片状压痛，竖脊肌呈条索样改变，组织弹性减弱，髂后上棘外缘、内上缘、骶髂关节内侧缘直至骶骨末端、髂翼外面臀大肌、臀中肌、臀小肌、阔筋膜张肌片状压痛区，按压时疼痛放射至大腿后侧及小腿后侧，左侧较右侧为重。神经系统检查无阳性发现。

患者长期从事重体力劳动，其劳作时以弯腰及双上肢用力为主，加之缺乏自我保护意识，营养状况亦差，脊柱周围系统的软组织损伤难以避免。有明显大范围慢性软组织损伤的体征，其相关征象亦符合大范围慢性软组织损伤临床表现的特征。虽明确诊断为慢性前列腺炎，但针对性治疗效果不佳，笔者认为其临床表现仍然与颈肩背腰臀部慢性软组织损伤存在内在联系。在全麻下，分别松解、减张颈肩背部及腰臀部软组织，一次性完成软组织闭合性系统松解减张术，住院一周出院。1个月后随访，局部征象基本消除，性功能恢复正常。嘱注意合理饮食结构，劳动时要间断休息。减少劳动时间及强度，以避免软组织慢性损伤加重。回访至今，病情稳定。

第四节 慢性前列腺炎

前列腺炎，尤其是占绝大部分的慢性非细菌性前列腺炎和（或）前列腺痛，近年来又称其为慢性骨盆疼痛综合征（CPPS），是由于前列腺受到微生物等病原体感染或某些非感染因素刺激而发生的炎症反应，及由此造成的患者前列腺区域不适或疼痛、排尿异常、尿道有异常分泌物等临床表现，是一种常见且让人十分困惑的疾病。

一、实用解剖

1. 骶部副交感神经节前纤维起自 S_{2-4} 节段中间外侧核，随骶神经出骶前孔，离开骶神经形成盆腔内脏神经并加入盆丛，再到达支配的器官旁或器官壁内副交感神经节交换神经元，节后纤维支配降结肠以下消化道、盆内各器官及生殖器官平滑肌和腺体。

2. 支配交感神经纤维起源于腰髓的侧角细胞（T_{12}，L_{1-2}）。

3. 膀胱外括约肌由横纹肌构成，受随意运动支配，其躯体运动纤维起源于骶髓 S_{2-4} 的前角运动神经元，伴随阴部神经至外括约肌，受随意肌控制。

4. 感觉神经经过骶段（S_{2-4}）和盆腔内脏神经传入。

二、病因病机

1. 周围神经因素

（1）脊神经胸12、腰丛、阴部神经功能异常，出现腹直肌、股内收肌群、盆底肌群及相关区域的感觉异常与自主神经功能异常，腰骶臀腿部存在的慢性软组织损伤通过刺激相应节段脊神经后支内侧支、外侧支，引起相应节段脊神经功能紊乱，表现为相应节段脊神经支配区域的运动、感觉、自主神经功能的异常。

（2）下胸、上腰段存在的慢性软组织损伤引起胸 12～腰 2 的交感神经功能异常，致交感神经分布丰富的部位（膀胱颈、前列腺、输精管和附睾）功能异常。

骶骨背面附着的软组织通过直接影响 S_{2-4} 脊神经而影响脊髓副交感神经中枢功能，出现相应部位的副交感功能异常，表现为尿道括约肌及肛门括约肌功能异常，出现相应表现。

与慢性软组织损伤密切相关的这些神经功能紊乱，通过影响大便及尿液的排泄、前列腺液等的分泌；膀胱颈部功能紊乱和（或）盆腔肌群痉挛，使排尿时前列腺部尿道压力增大，易使尿道内的尿液逆流入前列腺，产生刺激性的尿频症状，从而引起"化学性"前列腺炎和前列腺结石，并使患者对感染的易感性增强。

2. 中枢神经影响

（1）持续存在的慢性疼痛引起情绪反应与精神异常，出现患者相关的心理异常与精神征象。

（2）慢性软组织损伤持续的异常刺激，对中枢神经系统不同中枢的功能存在不同程度的影响，称为"中枢致敏"。

3. 颈肩背胸部的慢性软组织损伤

（1）腰骶臀腿部较长时间存在的慢性软组织损伤病理变化，刺激人体的调节机制发挥作用，出现颈肩背胸部继发的慢性软组织损伤，临床表现出与颈肩背胸部的慢性软组织损伤相关征象；颈肩背胸部慢性软组织损伤同时会影响不同神经系统中枢的血液供应，影响中枢神经功能，出现调节功能紊乱。

（2）颈肩背胸部的慢性软组织损伤既可以是腰骶臀腿部持续发展的结果，也可与腰骶臀腿部慢性软组织损伤同时发生。它们分别从不同途径发挥作用，使前列腺炎发生发展并持续。

（3）多部位慢性软组织损伤病灶，对机体造成的复杂影响（神经、精神、内分泌、免疫、循环、消化等）也是前列腺炎发生发展并持续的重要原因。

4. 综合因素　营养失衡、心理社会因素、高负荷状态等综合因素，使机体免疫功能降低，对各种感染易感，且感染后易出现慢性化倾向。

通过中枢途径与局部途径引起不同表现形式的性功能异常，也是前列腺炎临床表现的重要方面。

在对慢性前列腺炎患者进行相关病史采集及系统的软组织学检查时，均可以获得符合慢性软组织损伤诊断标准的临床表现，其病情的进展过程也与慢性软组织损伤的发展过程相符。

三、临床表现

1. 排尿异常　表现为时轻时重或反复发作的尿道灼热或疼痛、排尿不适、尿频、尿急、尿痛、尿等待、尿不尽、尿滴沥、大小便后出现"滴白"现象、多喝水尿量多时症状减轻等尿道感染或膀胱感染症状，严重感染者或合并良性前列腺增生者还可有夜尿、排尿困难、尿线无力，甚至尿潴留等症状。

2. 腰腹隐痛　主要表现为会阴部或前列腺区域（肛周、耻骨上下区、下腹部、腰骶部、腹股沟区、大腿内侧、阴囊、睾丸及阴茎头）坠胀痛、酸胀痛或剧痛。

3. 精神症状　患者可有失眠、多梦、头晕、记忆力减退、注意力不集中、精力减退、心境低落、疲乏无力、焦虑、精神抑郁、情绪波动等表现，甚至有自杀倾向等神经精神系统功能紊乱的症状，尤其是久治不愈的患者。

4. 性功能改变　性欲降低、性功能减退，以致性兴奋或性活动明显减少。有些患者可发生不同程度的痛性勃起和射精痛、频繁遗精、勃起功能障碍等，慢性前列腺炎患者可以有周期性或全程的性欲减退和 ED。

5. 其他症状　一些患者可以有肛周坠胀、大便改变等消化道症状，可以表现为大便稀频、干燥或干稀交替。

四、针刀治疗

治疗部位：髂后上棘内侧缘；骶骨背面附着的软组织；耻骨梳；耻骨结节；耻骨上、下支；耻骨联合上缘；坐骨上、下支附着的软组织；髌下脂肪垫；颈肩背胸腰骶臀部存在的慢性软组织损伤部位。

第五节　高　血　压

一、概述

高血压的定义是指体循环动脉收缩压和（或）舒张压的持续升高。目前我国采用国际上统一的标准，即在安静状态下，收缩压≥140mmHg（18.62kPa）和（或）舒张压≥90mmHg（12kPa）则为高血压。而血压低于 90/60mmHg（12/8kPa）为低血压。

根据发病机制，可将高血压分为原发性高血压（高血压病）和继发性高血压（症状性高血压）两大类。高血压病是最常见的心血管疾病之一，也是脑卒中、冠心病、心力衰竭等疾病的重要危险因素。

二、发病机制

参与人体血压调节有诸多神经、体液因子，有中枢神经和周围反射的整合作用，有体液和血管因素的影响。可以说血压水平的保持是一个复杂的过程。高血压病的病因和发病机制虽有不少假设得到一些实验室和临床材料的支持，但至今未明。目前认为，本病是在一定的遗传易感性基础上经多种后天因素作用所致。

三、临床表现

头痛、头晕、头胀，也可有头部或颈项板紧感。高血压直接引起的头痛多发生在早晨，位于前额、枕部或颞部。高血压引起的头晕可为暂时性或持续性，伴有眩晕者较少，但要注意有时血压下降得过多也可引起头晕。部分病人有失眠、记忆力减退或全身乏力、倦怠、心悸、胸闷、耳鸣、眼花、性情急躁等症状，血压持续或波动升高。

四、实验室检查

实验室检查可帮助原发性高血压病的诊断和分型，了解靶器官的功能状态以及有无合并的疾病，尚有利于治疗时正确选择药物。血尿常规、肾功能、尿酸、血脂、血糖、电解质（尤其是血钾）、心电图、胸部 X 线与眼底检查应作为本病患者的常规检查。

五、诊断

1. 中老年人多发，与情绪劳累等因素有关。

2. 在安静状态下，收缩压经常≥140mmHg（18.62kPa）和（或）舒张压≥90mmHg（12kPa）。

3. 头颈肩背部酸胀疼痛、发紧，有广泛压痛与条索，活动时有摩擦弹响声。

4. 脊柱触诊检查，有四大指征（棘突偏歪压痛，上下棘间隙不等宽，棘突旁压痛，颈胸活动受限）。

5. 其他检查。尿常规、肾功能、心电图、胸部 X 线检查、超声心动图、眼底等检查。

由于血压的波动性，应至少两次在非同日静息状态下测得血压升高时方可诊断高血压，而血压值应以连续测量三次的平均值计，需注意情绪激动、体力活动时会引起一时性的血压升高。

六、慢性软组织损伤与高血压病的相关性

1. 颈椎的解剖结构和功能特点是本病发生的重要原因

（1）项背部慢性软组织损伤直接影响交感神经功能而出现交感神经的兴奋性增强，引起血压升高。颈 4、5 为主要发病部位。

软组织损伤使颈部的血管、神经等受到紧张、刺激或压迫出现交感神经功能紊乱及血管痉挛，从而影响大脑的供血，使脑内二氧化碳浓度增高。刺激血管运动中枢兴奋性增强，最后导致血压异常。

存在于颈、肩、背及上胸段的慢性软组织损伤通过相应感受器，刺激不同节段的脊神经前支、后支的内外侧支，通过颈上中下交感神经节，影响心血管调节功能，致心率加快、心肌收缩力增强，血管收缩、血压升高。

（2）当椎动脉受刺激或压迫时发生痉挛狭窄。颈交感神经受刺激也可导致椎动脉痉挛。颈肩背部软组织损伤，造成脊椎内外平衡失调，刺激颈交感神经，均可导致椎-基底动脉系统血管痉挛、血流阻力增加，影响延髓的供血，颅内血管感受器受刺激而使血管运动中枢兴奋增高。

颈肩背胸部的慢性软组织损伤影响脑干的血液供应（椎动脉途径），引起脑干延髓心血管运动中枢功能异常，其调节障碍，出现血压升高；影响颈内动脉供血时则影响其他调节中枢，从而影响其对延髓心血管运动中枢的调节引起血压升高。椎动脉及颈内动脉供血异常引起大脑皮质调节功能异常，边缘

系统受累时则更易表现为精神、情绪等不同程度的异常，颈肩背胸部的慢性软组织损伤本身表现为不同形式的情绪异常及精神征象，这些因素相互作用，也是高血压病发生发展的原因之一。

（3）颈动脉窦位于 C_6 横突前方，中下段（4～6）颈椎错位时，若横突前方的肌肉紧张或因横突骨性移位的直接刺激，或因钩椎关节错位而引起斜角肌及筋膜紧张而刺激颈动脉窦使血压发生波动，常见血压突然升高。患者多伴有头昏或眩晕，颈部僵硬感，或肩背部沉重感。

（4）颈肩背胸部的慢性软组织损伤对四肢血管舒缩功能的影响，引起上肢血管的痉挛，也是可能因素。

（5）颈肩背胸部慢性软组织损伤通过对相关中枢结构的影响，可引起内分泌调节中枢功能紊乱，这也是高血压病发生发展的重要病理机制。

2. 腰骶臀腿部的慢性软组织病变

（1）较长时间存在的腰骶臀腿部的慢性软组织损伤通过机体调节机制，可引起颈肩背胸部的慢性软组织损伤，通过此途径引起机体血压升高。

（2）胸腰骶臀腿部的慢性软组织损伤通过对机体的消化、吸收与排泄功能的影响，加重了机体营养的失衡，也是影响高血压病发生、发展的原因之一。

（3）腰骶臀腿部的慢性软组织损伤通过影响相应节段的交感神经功能，影响下肢血管舒缩功能，可成为高血压病的一个因素。

3. 慢性疼痛机制　颈、肩、背、胸、腰、骶、臀、腿部等不同部位的慢性软组织损伤，均可通过慢性疼痛引起情绪异常及自主神经功能紊乱，从而影响血压水平，表现为高血压。

4. 应激机制　颈、肩、背、胸、腰、骶、臀、腿部等不同部位的慢性软组织损伤，通过降低机体体力、脑力、机体对情感调节的能力、机体对社会的适应能力，引起生活中的许多正常事件成为患者的应激事件，使患者处于不同程度的应激状态，应激状态的各种神经、内分泌等系列反应成为高血压病发生发展的重要原因。

5. 代谢紊乱　系统的慢性软组织损伤可以通过多种途径影响机体的物质代谢，代谢紊乱是高血压病发生发展的重要因素。

七、针刀治疗

1. 短期疗效　某些患者，在针对一些部位有效治疗后，可使血压快速降低，如针对 C_2 棘突两侧缘及后缘，C_7、T_1、T_2 棘突两侧缘、关节突部位的治疗，同时可快速消除脑血管供血不足的征象。

2. 获得稳定的长期疗效　有针对性地制定后续治疗方案是获得长期疗效的关键。重视营养失衡、心理失调、负荷过度等因素的干预，重视腰骶臀腿部慢性软组织损伤的有效治疗，使患者能够完成治疗方案是关键。

八、注意事项

1. 改变不良的生活方式是疾病治疗的基础，如：①减轻体重；②限制饮酒量；③限制钠盐摄入；④增加体育活动；⑤戒烟；⑥健康的饮食习惯（包括多食水果、蔬菜、鱼类，以及减少总脂肪和饱和脂肪摄入）。

2. 适当配合药物治疗。

九、典型病例

陈某，48 岁，颈肩背腰酸痛不适 5 年，记忆力减退、反应迟钝、高血压病 1 年，血压长期维持在 160/100mmHg，未服药治疗。2009 年 1 月就诊于江苏盐城第四人民医院。

患者长期饮食结构不佳，二十多岁时每日以米饭为主，进食米饭量大，很少进食水果、蔬菜。

专科体检：枕外隆突下部、双枕骨上下项线间软组织片状压痛区，局部组织明显增厚感，以枕外隆突下部两侧明显，C_{2-7}棘突两侧缘、相应两侧关节突压痛明显，C_2、C_6、C_7、T_1棘突两侧缘明显增厚感，双侧冈下窝片状压痛区域，冈下窝局部组织存在条索样物，以右侧为明显。两侧胸、腰部软组织附着处片状压痛区，以横突尖、关节突、肋角为明显。颈项部僵硬感，前屈后仰旋转均受限。

入院后，相关检查无针刀治疗及静脉复合麻醉禁忌，采用异丙酚合并芬太尼静脉全身麻醉，分两次分别完成颈肩背、胸腰部闭合性系统松解减张术。7 天后出院。

建议患者饮食结构全面调整，减少米饭进食量，多进食杂粮、粗粮、水果、蔬菜等，适当进食豆制品及蛋白类食物。

2 个月后复诊，血压稳定在 140/90mmHg 内，4 个月后复诊，血压稳定在 120/80mmHg 左右，自觉记忆力改善，反应变快，颈肩背腰酸痛不适感基本消除。

第六节　2 型糖尿病

一、概述

糖尿病是一组常见的以血浆葡萄糖水平增高为特征的代谢内分泌疾病，其基本病理生理为绝对或相对胰岛素分泌不足和胰升糖素活性增高所引起的代谢紊乱，包括糖、蛋白质、脂肪、水及电解质等，严重时常导致酸碱平衡失常；其特征为高血糖、糖尿、葡萄糖耐量减低及胰岛素释放试验异常。针刀治疗一般仅用于 2 型糖尿病。

二、实用解剖

成年型糖尿病患者，脊柱损害均以 T_{8-10} 为主，多系统有并发症者，则脊柱损害范围扩大。胰腺的交感神经发自 T_{6-10} 脊髓侧角，经腹腔，在脾旁分为胃十二指肠支和胰十二指肠支、支配胰腺血管收缩抑制分泌。

副交感神经来自迷走神经背核，经腹腔分为脾及胃十二指肠分支，在内脏附近为终末节，支配分泌增加和血管舒张。交感神经在脊椎损害处因椎间关节错位，尤以滑脱式错位时，骨性压迫而损害脊髓、周围神经的同时，可致交感神经节前纤维发生脱髓鞘的炎症病变，引起自主神经功能失调而致胰岛血循环障碍及分泌紊乱。

交感神经受刺激而兴奋，除去直接引起血管收缩外，还使交感-肾上腺功能亦增强，肾上腺素与去甲肾上腺素分泌增多，使副交感神经功能相对抑制，而致胰岛素分泌下降，又使肝糖原分解而血糖升高。

三、慢性软组织损伤因素

不同部位的慢性软组织损伤通过多种途径参与糖尿病发生发展过程：

1. 影响自主神经功能

（1）胸4~10脊神经受到机械或化学性持续异常刺激时（如第四胸椎至第十胸椎棘突、肋横突关节、肋角等部位附着的软组织慢性损伤时），影响相应的节段交感神经功能，进而影响胰腺分泌功能。交感功能异常可以影响胰腺血液供应（通常会引起相应血管的舒缩功能异常），胰腺血液供应异常时，其参与代谢过程分泌功能也会受到不同程度的影响。

（2）枕颈项上胸肩背部的慢性软组织损伤通过影响椎动脉的血液供应，进而影响脑干内部分脑神经核的功能，出现相应的脑神经功能异常，如果影响迷走神经功能，则会出现复杂的临床表现，包括影响胰腺分泌功能，由此参与 2 型糖尿病的发生与发展。

（3）枕颈项上胸肩背部的慢性软组织损伤通过影响椎动脉与颈内动脉的血液供应，从而引起脑部不同部位的功能异常，当自主神经高级调节中枢因血液供应异常而出现调节功能紊乱时（如边缘系统等），则会出现复杂表现，包括自主神经功能紊乱，持续存在的自主神经功能异常，通过下丘脑-垂体途径，引起内分泌功能紊乱，异常的激素分泌对糖代谢过程产生复杂影响，这些影响也会参与糖尿病的发生与发展。

2. 整体的影响　上述部位的慢性软组织损伤往往呈现系统的软组织损伤特征，而不一定局限于某一部位或某一节段，系统的慢性软组织损伤累及多部位时，则对整体的影响较为复杂，这些影响都可从不同的途径参与糖尿病的发生与发展。如下胸及腰骶部的慢性软组织损伤，通过引起机体消化吸收功能异常而全面影响机体的整体营养状况，不良的营养状况使得机体自我调节功能异常，机体代谢过程需要物质相对不足，必然影响代谢过程，包括糖代谢，这些因素也是引起糖尿病发生发展的重要因素。

3. 应激机制　慢性软组织损伤患者，其脑力、体力方面明显衰弱，自我调节能力减弱，使得存在于患者生活中的一般事件，对患者来说都可能是挑战，因此患者许多时候会处于应激状态，多发的或较长时间处于慢性应激状态，应激状态下出现的神经、内分泌等系列功能异常，也是糖尿病发生发展过程中的重要原因。

4. 基础致病因素的作用　作为慢性软组织损伤重要致病因素的营养失衡、心理失调、负荷过度等，同样作为糖尿病的致病因素作用于机体，参与糖尿病的发生与发展。

5. 互为因果　存在于糖尿病患者体内的代谢紊乱，机体能量代谢异常，软组织耐疲劳能力明显降低，自我恢复能力明显减弱，在承受一定负荷时，更易出现慢性软组织损伤。糖尿病与慢性软组织损伤之间的相互影响关系，也使得疾病的发展过程加快。

四、临床表现

（一）无症状期

食欲良好，体态肥胖，精神体力一如常人，往往因体检或检查其他疾病或妊娠检查时偶然发现食后有少量糖尿。当测定空腹尿糖时常阴性，空腹血糖正常或稍高，但饭后 2 小时血糖高峰超过正常，糖耐量试验往往显示糖尿病。

（二）症状期

1. 多尿、烦渴、多饮　病者患者尿意频频，多者一昼夜可达二十余次，夜间多次起床，影响睡眠。不仅每次尿多与尿频，一日尿总量常在 2～3L 以上，偶可达十余升。由于多尿失水，病者烦渴，喝水量及次数乃增多。

2. 善饥多食　食欲常亢进，易有饥饿感，主食有时达 1～2 斤，菜肴比正常人多一倍以上，尚不能满足。但有时病者食欲忽然降低，则应注意有否感染、发热、酸中毒或已诱发酮症等并发症。

3. 疲乏、体重减轻、虚弱　患者感疲乏、虚弱无力。尤其是幼年（1 型）及重症（2 型）患者消瘦明显，体重下降可达数十斤，劳动力常减弱。久病幼儿生长发育受抑制，身材矮小、脸色萎黄、毛发少光泽，体力多虚弱。但中年以上 2 型轻症患者常因多食而肥胖。

4. 皮肤瘙痒　多见于女性会阴部，由于尿糖刺激局部所致。有时并发白念珠菌等真菌性阴道炎，瘙痒更严重，常伴有白带等分泌。

5. 其他症状　有四肢酸痛、麻木、腰痛、性欲减退、阳痿不育、月经失调、便秘、视力障碍等。有时有顽固性腹泻，每日大便 2~6 次，呈稀糊状。

诊断标准：有糖尿病症状，静脉血糖≥11.1mmol/L 及空腹静脉血糖≥7.8mmol/L。

五、治疗

糖尿病患者，其机体恢复能力明显较正常人群为差，分次适度治疗比较恰当。

主要松解部位：

1. 第四胸椎至第十胸椎棘突、肋横突关节、肋角等部位附着的软组织慢性软伤。

2. 颈肩背部存在的慢性软组织损伤。包括枕部、颈项部、肩胛骨周围、胸背部软组织骨性附着处。

3. 腰骶臀部慢性软组织的治疗。

注意事项：对于病程过长者，其获得疗效的机会较少。针刀疗法适宜病程不长，全身状况良好的患者。血糖较高未能很好控制者，治疗时，可应用胰岛素，以改善代谢紊乱状态，缩短恢复过程。

第七节 类风湿关节炎

一、概述

类风湿关节炎（RA）是一种慢性、全身性的炎性自身免疫疾病，主要侵犯全身各处关节，呈多发性、对称性、慢性、增生性滑膜炎，继而引起关节囊和软骨破坏、骨侵蚀，造成关节畸形。该病主要侵犯手、腕关节、肘关节，足、踝关节及膝关节。除关节外，全身其他器官或组织也可受累，包括皮下组织、心、血管、肺、脾、淋巴结、眼和浆膜等处。

　　类风湿关节炎病程多样，表现为自限性到进行性破坏的临床症状，常导致关节活动受限、行动不便和残疾。

　　全世界类风湿关节炎病人约占总人口的 1.4%，中国的患病率为 0.3% 左右。任何年龄均可发病，发病年龄多在 25～55 岁之间，发病高峰在 40～60 岁，也见于儿童。女性发病率为男性的 2～3 倍。

　　关于类风湿关节炎的病因，现代医学认为是一种自身免疫性疾病，病因至今不明。

二、病理表现

　　1. 关节病理表现　　关节滑膜炎是类风湿关节炎的基本病理表现，滑膜微血管增生、水肿、血管损伤和血栓形成是滑膜炎的早期变化。修复期可形成纤维细胞增生和纤维性血管翳。血管翳可以自关节软骨边缘处的滑膜逐渐向软骨面延伸，覆盖于关节软骨面上，阻断软骨和滑液的接触，影响其营养。也可由血管翳中释放一些水解酶对关节软骨、软骨下骨、韧带和肌腱中的胶原成分造成侵蚀性损坏，使关节腔遭到破坏，上下关节面融合，关节发生纤维化强直、错位，甚至骨化。

　　2. 血管病理表现　　主要表现为小动脉的坏死性全层动脉炎，单核细胞浸润，内膜增生及血栓形成，还可有小静脉炎及白细胞破碎性血管炎。血管炎为关节外表现的主要病理基础，可造成皮肤、神经和多种内脏的损伤。

　　3. 类风湿结节的病理表现　　风湿结节的中心是在血管炎基础上形成的纤维素样坏死区，中间为呈多层放射状或栅栏状排列的组织细胞及携带 HLA-DR 抗原的巨噬细胞，最外层为肉芽组织及淋巴细胞、浆细胞等慢性炎性细胞，多在摩擦部位的皮下或骨膜上出现。

三、临床表现

初期病情发展缓慢，患者先有几周到几个月的疲倦乏力、体重减轻、胃纳不佳、低热、手足麻木与刺痛等前驱症状。随后发生某一关节疼痛、僵硬，以后关节肿大日渐显著，周围皮肤温热、潮红，自动或被动运动都引起疼痛。开始可能1个或少数几个关节受累，且往往是游走性，以后可发展为对称性多关节炎。

（一）关节表现

常从四肢远端的小关节开始，以后逐渐累及其他关节。主要累及有滑膜的关节、可活动的周围小关节和大关节。近侧的指间关节最常发病，呈梭状肿大，其次为掌指、趾、腕、膝、肘、踝、肩和髋关节等。患病关节可出现晨僵、疼痛及触痛、肿胀、关节畸形、骨质疏松等变化。

（二）关节外表现

1. 类风湿性血管炎　常在恶性类风湿关节炎（约占类风湿关节炎的1%）中出现，病情严重，病程长。侵犯心脏可出现心包炎、心内膜炎、心肌炎、冠状动脉炎或急性主动脉瓣关闭不全。侵犯肝脾可出现Felty综合征，侵犯胃肠道可出现肠系膜动脉栓塞，侵犯神经系统表现为多发性神经炎，侵犯眼部可出现巩膜炎和角膜炎，侵犯肾脏可引起坏死性肾小球肾炎、急性肾功能衰竭，还可出现指尖或甲周出血点，严重的雷诺现象，指端坏死、血栓等。恶性类风湿关节炎病情严重，可威胁病人生命。

2. 类风湿结节　类风湿结节为含有免疫复合物的类风湿因子聚积所致。在类风湿关节炎起病时少见，多见于晚期和有严重全身症状者。类风湿结节的存在提示病情处于活动期。临床上将其分为深部结节和浅表结节两种。

浅表结节好发部位在关节隆突部及经常受压处，如前臂伸侧、肘部、腕部、关节鹰嘴突、骶部、踝部、跟腱等处，偶见于脊柱、头皮、足跟等部位。一至数个，直径为数毫米至数厘米，质硬、无疼痛；对称性分布，黏附于骨膜上，增大后稍活动。可长期存在，少数软化后消失。

深部结节发生于内脏，好发于胸膜和心包膜的表面及肺和心脏的实质组织。除非影响脏器功能，否则不引起症状。

四、诊断

1987 年美国风湿病学会提出类风湿关节炎的分类标准。有下述 7 项中的 4 项者，可诊断为类风湿关节炎：

1. 晨僵持续至少 1 个小时。

2. 有 3 个或 3 个以上的关节同时肿胀或有积液。这些关节包括双侧近端指间关节、掌指关节、腕关节、肘关节、膝关节、踝关节和跖趾关节。

3. 掌指关节、近端指间关节或腕关节中至少有 1 个关节肿胀或有积液。

4. 第 2 项中所列举的关节，同时出现对称性肿胀或积液。双侧近端指间关节和掌指关节受损，而远端指间关节常不受累，是类风湿关节炎的特征之一。约 80% 的类风湿关节炎患者有腕部多间隙受累、尺骨茎突处肿胀并有触痛、背侧伸肌腱鞘有腱鞘炎，这些都是类风湿关节炎的早期征象。类风湿关节炎患者的足部关节也常受累。跖趾关节常发生炎症，而远端趾间关节很少受累。跖骨头向足底半脱位时可形成足趾上翘畸形。

5. 有皮下类风湿结节。

6. 手和腕的后前位 X 线片显示有骨侵蚀、关节间隙狭窄，或有明确的骨质疏松。

第 2～5 项必须由医师观察认可。第 1～4 项必须持续存在 6 周以上。一些标准的敏感性为 91%～94%，特异性为 88%～89%。

五、针刀治疗

软组织闭合性系统松解减张术在治疗类风湿关节炎过程中，始终坚持脊柱周围（包括肩胛背部、臀部）与局部损害部位治疗相结合的原则。

1. 脊柱周围损伤组织的治疗

（1）棘突点：主要治疗的软组织为棘上韧带、棘间韧带、棘突两侧缘附着的软组织。

（2）棘突旁点：项、背、腰、骶部之浅、深层的肌筋膜，主要为骶棘肌及其筋膜（简称棘旁肌筋膜）；上下关节突周围之关节囊；横突间组织。

（3）横突尖部点：治疗不同部位附着于横突尖上的软组织，颈部主要治疗横突后结节，胸段主要治疗肋横突关节处，腰椎治疗其横突及横突背部之软组织。

（4）肩胛背部：治疗肩胛骨背面及周缘的软组织。

（5）臀部：治疗髂骨背面、髂嵴上缘、髂后上棘内侧缘等处附着的软组织。

2. 病变关节治疗

（1）急性期：四肢受累关节的治疗重点是肿胀的关节，主要的治疗方法是针刀切开关节囊、滑膜囊减压。

（2）慢性期："关节外疼痛综合征"相关病理改变成为主要治疗对象，如滑囊炎、腱鞘炎、肌肉起止点病变、神经压迫病变，是类风湿关节炎临床表现的重要部分，也是引起疾病征象的关键原因。针对这些因素有效的针刀治疗，可以快速改善关节功能，消除或减轻局部征象，大大提高重症患者的生活质量或生活自理能力，改善轻中症患者的工作能力。

六、术后调理

重视与全身状况密切相关的基础因素的有效干预，是治疗各期类风湿关节炎的关键。主要包括：全面改善营养状况，适度体育锻炼，指导降低负荷，心理治疗与心理调适。

七、体会

1. 脊柱周围慢性软组织病变的治疗，具有整体治疗作用

类风湿关节炎患者均存在不同范围、不同病理时期的脊柱周围慢性软组织损伤，这些慢性软组织损伤可存在于类风湿关节炎疾病发生之前，或是类风湿关节炎在脊柱周围软组织的病理表现。脊柱周围存在的慢性软组织损伤可以通过多种途径影响类风湿关节炎的发展过程、临床表现及疾病转归。

2. 四肢关节周围治疗的重要方面　它既是早期患者消除症状的重要方法，也是中晚期病人改善关节功能、提高病人生活质量的重要手段。包括：①对病变关节相关的肌肉、韧带等运动系统的治疗；②对病变关节的滑膜及关节囊等关节营养及联结系统的治疗；③对病变关节的关节软骨的治疗。

3. 共同的病因　研究显示：类风湿关节炎可能与感染因素、内分泌因素、免疫因素等密切相关，遗传因素决定了患者对疾病的易感性。引起慢性软组织损伤的基本因素如营养失衡、应激等都可从不同途径影响上述因素。

类风湿关节炎在精神科被作为心身疾病的一种，心理因素始终是疾病发生发展过程中的重要因素，应激作为多种因素致病的共同环节，在心理因素致病过程中发挥重要作用。

上述因素作为慢性软组织损伤的重要基础病因，持续存在而相互作用时，必然导致不同程度、不同范围、不同病理时期的慢性软组织损伤的存在，慢性软组织损伤则通过各种可能途径，在易感者成为启动疾病发生的原因。

作为重要病理因素，慢性软组织损伤的存在全面影响了类风湿关节炎的发生与发展。

4. 相互影响　类风湿关节炎的病理过程，导致不同部位

的慢性软组织损伤，这些并存的慢性软组织损伤被总结为"关节外疼痛综合征"。

作为类风湿关节炎病理表现的一部分，各部位的慢性软组织损伤均可存在。存在于类风湿关节炎发生之前者，成为类风湿关节炎的重要致病因素，或促进疾病进展的重要因素。也可继发于类风湿关节炎，是类风湿损害病理表现的一个部分，类风湿关节炎造成的慢性软组织损伤，作为一个重要病理因素，影响着疾病的进展与预后。如滑囊炎、腱鞘炎、肌肉起止点病变、神经压迫病变，这些是类风湿关节炎临床表现的重要部分，也是引起疾病征象的关键原因。

第八节　强直性脊柱炎

一、概述

强直性脊柱炎（AS）主要累及骶髂关节、脊柱及其附属组织，引起脊柱强直和纤维化，造成脊柱僵硬、驼背，髋关节、膝关节屈曲型强直，并可有不同程度的眼、肺、心血管、肾等多个器官的损害。本病早期往往缺乏特征性临床表现，常被误诊为类风湿关节炎、腰椎间盘突出症、腰肌劳损等病。延误治疗或治疗不当，可造成终身残疾。因此，对该病要做到早诊断、早治疗，以最大限度降低致残率，提高生活质量。

二、病因病理

1. 病因　强直性脊柱炎病因虽有多种学说，但迄今仍不十分清楚。西医学关于本病病因及发病机制主要有以下几个学说：

（1）感染学说：过去认为本病直接或间接与细菌、病毒感染有关，不少病例因感冒、扁桃体炎等感染引起。但从病人齿、鼻旁窦等病灶中分离出来的细菌种类很不一致，患者血液、关节中从未培养出致病菌株，且用大量抗生素消除感染病灶后，对症状和病程发展并无直接影响。

（2）自身免疫学说：起病时关节腔内有感染原侵入，作为抗原刺激骨膜或局部淋巴结中的浆细胞，而产生特殊抗体。另一方面，抗原抗体复合物能促进中性粒细胞、巨噬细胞和滑膜细胞的吞噬作用，吞噬抗原抗体复合物而成为类风湿细胞。为了消除这种复合物，类风湿细胞中的溶酶体向细胞内释放出多种酶（如葡萄糖酶、胶原酶、蛋白降解酶），细胞一旦破裂使酶外流，将导致关节软组织滑膜、关节囊、软骨、软骨下骨质的损坏，从而引起局部病变。

（3）遗传学说：认为强直性脊柱炎较类风湿关节炎更具有明显的遗传特点，国内外有文献报道本病为遗传性疾病，认为亲代有 HLA-B27 抗原时，1/2 的子代具有 HLA-B27 抗原，所以强直性脊柱炎具有明显的家族性和遗传性。

其他如寒冷、潮湿、疲劳、营养不良、外伤、精神创伤等，也常常是本病的主要诱发因素。

2. 病理　强直性脊柱炎的起始阶段，滑囊与骨的连接处有炎性改变，并伴随有骨侵蚀和骨的形成；其后，关节边缘部分由于滑囊的骨化而"搭桥"；最后可形成更严重的关节间强直。

强直性脊柱炎的特征性病理改变为附着点炎或肌腱端病损，炎症主要集中在肌腱、韧带和筋膜与骨的连接处。脊柱周围韧带的慢性炎症使韧带硬化，形成骨赘并纵向延伸，在两个相邻的椎体间连接形成骨桥。椎间盘纤维环与骨连接处的骨化使椎体变方，脊柱呈"竹节状"。同时，脊柱骨突关节与肋椎关节的慢性滑膜炎引起关节破坏、纤维化或骨化。上述病变由下而上或由上而下发展，最终使脊柱强直，活动受限。周围关节的病变主要为滑膜炎。

三、临床表现

1. 骶髂关节　90％的强直性脊柱炎患者病变首先累及骶髂关节，双侧对称，出现持续或间歇的腰骶部或臀部疼痛，可向大腿及腹股沟放射。往往伴有晨僵感。症状轻重差异很大，有的患者仅感腰部隐隐不适。体检发现直接按压或伸展骶髂关节时患者疼痛。

2. 脊柱　大多数患者症状隐匿，呈慢性、波动性，病变可停止在骶髂关节，少数患者则进行性发展累及脊柱。一般从腰椎向上至胸椎和颈椎，约3％的强直性脊柱炎患者先累及颈椎，然后向下发展。也有相当一部分患者首发症状在背部。

腰椎受累时患者常主诉下背部疼痛及腰部活动受限。胸椎受累表现为背痛、前胸痛、胸廓扩张度受限。颈椎受累出现颈部疼痛，头部固定于前屈位，抬头、侧弯和转动受限。晚期整个脊柱完全强直，僵硬如弓，给患者生活和工作带来极大不便。

3. 外周关节　30％以上的患者有周围关节症状，尤以青少年发病的强直性脊柱炎更为常见。髋关节受累最为常见，患者主诉髋部或大腿内侧疼痛，以致下肢活动受限。近1/3的患者可因髋关节严重的侵蚀性病变引起关节强直、功能丧失而致残。膝、踝、足、腕、肩等关节也可受累，出现急性关节炎症状。临床上以下肢关节病变多见，且多不对称。极少累及手部小关节，遗留畸形更为少见。

4. 其他症状　部分患者有发热、消瘦、乏力、食欲下降等症状。25％的患者可发生结膜炎、虹膜炎或葡萄膜炎。晚期病情较重的患者，因脊柱强直和骨质疏松，可引起椎体骨折、椎间盘脱出而产生脊髓压迫症状。也可出现主动脉瓣关闭不全、房室束等传导障碍、心包炎、心肌炎等。

四、诊断

1. 好发于青壮年，男性多于女性。

2. 下腰痛和僵硬超过 3 个月。

3. 胸廓疼痛和僵硬。

4. 腰椎活动受限。

5. 扩胸受限。

6. 有虹膜炎病史。

7. X 线检查　双侧骶髂关节面模糊，软骨下可见致密影，关节间隙消失，晚期脊柱呈"竹节样"改变。

8. 实验室检查　血红蛋白含量降低，活动期血沉增快，抗"0"滴度不高，类风湿因子多为阴性，HLA-B27 为阳性。

以上第 1～7 项中具备 4 项或第 8 项加任一项，即可确诊。诊断主要根据病史、体征和 X 线检查等，对较晚期或已有脊柱强直性驼背的患者，容易诊断。

五、早期发病指征

1. 有慢性泛发性或持续性腰背痛，棘突有压痛，或有散在性压痛，有僵硬感（特别是不能后伸），站立或行走易疲倦，有时有绞锁痛，如果同时有血沉加快，可考虑本病（血沉不快时，可能是原发性纤维质炎）。

2. 青年男性除了背痛外，还可能有臀部、髋、大腿内侧、膝、肩、肘、腕关节及胸锁关节疼痛，颈或肋间神经痛，水杨酸钠制剂、理疗、针灸等有效但不明显，同时有血沉增快者，应考虑本病。

3. 青年男性坐骨神经痛，反复发作或左右交替，同时有下背部酸痛和僵硬感者。

4. 持续性背痛，同时有周围型类风湿关节炎者。

5. 双侧骶髂关节均有明显 X 线改变，可以肯定为本病。

但单侧病变，除非有强直性脊柱炎的典型症状，否则应考虑到结核的可能性。

六、慢性软组织损伤

强直性脊柱炎是一种慢性炎症性疾病，首先侵犯中轴骨，及周围软组织，引起腰背骶臀部疼痛。

针对慢性软组织损伤的有效治疗，在强直性脊柱炎疾病的不同病理时期都有其相应的临床价值。

七、治疗

1. 早期 消除或缓解疼痛；减少药物使用。针对相应病变部位的软组织进行系统松解或减张，可以有效地消除或缓解患者的疼痛，使患者避免服用止痛药物。疼痛的减轻或消除，可以缓解或消除与慢性疼痛相关的心理反应，全面改变患者的心理状态，为疾病的长期稳定创造必要条件。

2. 中期 患者处于纤维强直期，针刀治疗是各种治疗手段中为数不多能够发挥治疗效果的方法。此期治疗的目的为消除或缓解疼痛，改善或部分改善畸形及患者的活动度，使疾病相对稳定，减少或停用对整体健康状况产生不良影响的药物。

3. 晚期 适度改善畸形，稍微增加一些关节的活动度，减轻一些部位的疼痛，针刀治疗作为一种治疗手段，在这方面有一定的价值。

4. 针刀治疗的意义 对脊柱周围慢性软组织损伤的治疗，既是对症治疗，也具有整体治疗作用。对四肢关节周围慢性软组织损伤的治疗，尤其在四肢慢性软组织损伤病变为不可逆损伤的时期，则更是治疗的重要内容，是中晚期病人改善关节功能、提高病人生活质量的重要手段。

5. 常见治疗部位

（1）棘突点：棘上韧带、棘间韧带、棘突两侧缘附着的软组织。

（2）棘突旁点：项、背、腰、骶部之浅、深层的肌筋膜，主要为骶棘肌及其筋膜（简称棘旁肌筋膜）；上下关节突周围之关节囊；横突间组织横突间韧带、横突间肌等。

（3）横突尖部：治疗不同部位附着于横突尖及横突背上的软组织，颈部主要治疗横突后结节，胸段主要治疗肋横突关节处，腰椎治疗其横突及横突背部之软组织。

（4）肩胛背部：治疗肩胛骨背面及周缘的软组织。

（5）臀部：治疗髂骨背面、髂嵴上缘、髂后上棘内侧缘等处附着的软组织。

（6）腹壁软组织：剑突、肋弓、髂嵴、耻骨上支、耻骨联合上附着的软组织。腹直肌、侧腹壁挛缩的肌肉组织及相关部位的肌筋膜。

（7）被累及的关节：根据受累关节的不同，分别治疗骶髂关节、髋关节、膝关节、肩关节周围软组织损伤。

八、典型病例

患者，男，20 岁，江苏滨海人，2008 年 2 月入院。主诉背腰骶臀部疼痛、僵硬 2 年，加剧半年。

患者两年前出现间歇性腰骶臀部疼痛，天气变化或较长时间坐位时明显，半年后疼痛呈持续性，疼痛范围增大，累及背部、腰骶臀腿部，晨起僵硬，活动后好转。当地医院 X 线检查示骶髂关节间隙狭窄，血沉 70mm/h，HLA-B27 阳性，诊断为强直性脊柱炎，经中西药物治疗疼痛好转，仍持续存在腰骶部僵硬感，停药后疼痛复现。在江苏盐城第四人民医院就诊时，血沉 50mm/h，腰前屈后仰、两侧旋转受限，下胸段、腰骶段脊柱两侧软组织弹性减弱，下胸及腰骶段竖脊肌、臀大肌、臀中肌、臀小肌、阔筋膜张肌呈索条样改变，上述区域、髂嵴上缘、髂后上棘内侧存在明显压痛。下肢活动无明显受限。

入院后，相关检查无针刀治疗及静脉复合麻醉禁忌，采用异丙酚合并芬太尼静脉全身麻醉，针刀治疗 9～12 肋骨的肋角、肋横突关节、胸腰椎棘突两侧缘、关节突、腰椎横突尖、骶中嵴，髂嵴上缘、髂后上棘内侧、髂翼外面臀大肌、臀中肌、臀小肌、阔筋膜张肌附着处。术后常规处理，4 日后出院。

2 个月后复诊，相关部位疼痛基本消失，腰部前屈及后仰范围增大时，仍然存在局部拉紧感，血沉 26mm/h。局部软组织检查示，下腰段、骶臀部软组织仍存在轻压痛、条索感，但较上次明显减轻。上述部位再次在静脉全身麻醉下行针刀治疗。3 个月后随访，患者已能够正常从事日常工作，局部无明显不适，检查示血沉在正常范围。嘱增强饮食结构调整，注意避免过度劳累。

第九节　骨性关节炎

一、概述

骨性关节炎是多发于中年以后的慢性、退行性关节疾病，多累及手的小关节和负重关节。临床上以关节疼痛、变形和活动受限为特点。病理变化最初发生于关节软骨，以后侵犯软骨板及滑膜等关节周围组织，可见局灶性、侵蚀性软骨破坏，软骨下硬化、囊性变和代偿性骨赘形成等病理变化。发病机制尚不清楚，一般认为与衰老、创伤、炎症、肥胖、代谢障碍和遗传等因素有关。

二、病因

1. 可能与年龄、损伤和过度使用、肥胖、遗传等因素有关。

2. 骨关节是运动系统的组成部分，慢性软组织损伤对骨关节的影响是最直接的，是许多骨性关节炎发生的原因，并影响其发展过程。

3. 不同部位的软组织损伤可以通过影响相应节段的脊神经功能而对远隔相关部位的骨关节产生影响，出现相应部位的生物力学异常，直至发生骨性关节炎的病理改变。

4. 生物力学改变　通过生物力学原理及神经调节机制的共同作用对骨关节造成影响。例如，膝关节骨性关节炎是腰骶臀腿部软组织慢性损伤后，机体生物力学平衡破坏，相应神经功能紊乱与机体存在的生物化学异常因素相互作用，在膝关节局部的表现。

三、临床表现

疼痛为本病的常见症状。开始时多为轻至中度间歇性钝痛，病情严重时可加重呈持续性，甚至出现撕裂样或针刺样疼痛，最后发生活动受限。疼痛多在活动时发生，尤其是负重时明显，休息后可缓解。活动时疼痛可能因关节囊受到刺激、关节周围肌肉痉挛或骨膜炎所致。

疼痛缓慢发展，后期则休息时也痛，且常有夜间痛醒。休息时尤其是夜间疼痛，是炎性阶段最明显的特点。关节局部常有轻度晨僵，持续时间短，一般数分钟，极少超过 30 分钟，活动后缓解。疼痛和晨僵在潮湿、阴冷和下雨天加重。

仅在晨起或久坐后感觉关节活动不灵便，活动后可恢复。随着病情进展，症状逐渐加重，受累关节活动范围减小以至于固定于某一姿势。

1. 髋关节　男性多于女性，单侧多于双侧。以关节的上外侧受累多见，髋骨性关节炎可引起步态异常和髋部疼痛。髋部疼痛可经闭孔神经放射至腹股沟、大腿内侧、臀部或膝关节附近。髋关节运动障碍首先多在内旋和外展位，随后为内收、外旋和伸展受限。

2. 膝关节　以内侧胫股面（占 75％）和髌股面（占 50％）单独或混合受累最多，而外侧胫股面（占 25％）受累较少见。膝关节疼痛，活动时加重，尤其是上、下楼梯时明显，以下楼更突出。关节局部有压痛，伸屈运动受限，可因关节积液或骨性增生而出现关节肿胀或肥大。如病变集中于中间间隔可引起膝内翻（最常见），如累及侧间隔则导致膝外翻。骨摩擦音可见于 90％以上的膝骨性关节炎患者。

3. 手远端指间关节　受累最多，约占 70％，表现为关节伸侧面的内侧或外侧出现骨性膨大、疼痛和压痛，持物或手部操作易诱发疼痛。

4. 足第一跖趾关节　除出现局部疼痛、压痛和骨性肥大外，还可有踇外翻，严重者可引起行走困难。

5. 脊柱　由于椎体、椎间盘和后突关节的退行性病变，可引起颈、胸及腰椎椎体局部疼痛和僵硬感，颈椎骨性关节炎可引起颈部疼痛，后伸和旋转运动受限，胸椎骨性关节炎可引起胸壁疼痛，常误诊为肋间神经痛。腰椎骨性关节炎除产生局部疼痛及腰前屈和侧弯受限外，还可产生局限于踝或小腿的疼痛，膝腱反射减弱或消失，相应的神经分布区的感觉异常。若骨质增生发展至椎管狭窄可出现间歇性跛行。

四、体征

关节肿胀、触痛，活动时有响声或摩擦音，有畸形和功能障碍，偶尔有关节半脱位。骨性膨大很常见，并可引起关节间隙、关节囊附着处和关节旁肌腱处的触痛。若关节伴发炎症，可出现局部皮温增高及皮肤微红。

五、治疗

1. 膝关节　腰部及下胸段、骶尾、臀部、股内收肌群、膝关节周围软组织。检查可见：行动时的弹响、局部组织增厚感或隆起、条索样改变、硬块、皮下结节、组织弹性、揉面感等。

具体部位：

棘突与骶中棘旁：背、腰、骶部之浅、深层的肌筋膜，主要治疗骶棘肌及其筋膜（简称棘旁肌筋膜），骶尾部臀大肌附着处，上下关节突周围之关节囊，横突间组织横突间韧带、横突间肌等。

横突尖部点：治疗附着于横突尖及横突背上的软组织。胸段主要治疗肋横突关节处，腰椎治疗横突及横突背部之软组织。

髂嵴与臀部：治疗髂骨背面、髂嵴上缘、髂后上棘内侧缘等处附着的软组织，腹外斜肌、腹内斜肌、腹横肌、腰方肌、背阔肌和缝匠肌附着处，内侧近髂后上棘处为腰背筋膜后叶及骶棘肌下外端附着处。臀部浅层为臀部筋膜，内有臀上皮神经通过，骨面内侧为臀大肌，臀大肌附着处稍外方为臀中肌附着，臀中肌附着处下外后方为臀小肌附着，后上方为阔筋膜张肌附着处。

根据患者局部损害情形及不同体形，可选择多个治疗点，刀口线与局部肌纤维方向平行，针刀进入后，根据检查及针刀下的感觉，分别治疗相关软组织。

臀部治疗时，臀部筋膜（浅层），挛缩的臀大肌、臀中肌、臀小肌、阔筋膜张肌肌腹、髂胫束等（存在明显条索样改变者）（中层），至骨面治疗臀大肌、臀中肌、臀小肌、阔筋膜张肌附着处，针刀至相应解剖结构后，行局部分层切开松解至无艰涩感，至骨面时则沿骨面滑动剥离至无艰涩感。臀部的治疗应避开梨状肌上下部位，如此区域需要治疗应保证治疗层次在浅筋膜层内。

大腿根部：耻骨上支、耻骨结节、耻骨下支、坐骨支-坐骨结节处；耻骨肌附着于耻骨上支下缘；内收长肌附着于耻骨结节下方和耻骨联合处；股薄肌和内收短肌附着于耻骨下支；内收大肌附着于耻骨下支直至坐骨支和坐骨结节，股内收大肌上端附着于坐骨支-坐骨结节。

膝关节周围软组织：髌上囊、髌股韧带、髌下脂肪垫、髌骨内外侧支持带、腓侧副韧带、胫侧副韧带、鹅足囊、髌韧带止点等。

2. 髋关节

（1）治疗部位：腰部及下胸段、骶尾部、臀部、股内收肌群、髋关节囊与髋周韧带。

（2）操作

1）松解前面关节囊及髋关节髂股韧带：从髋关节前方关节穿刺点进针刀，刀口线与下肢纵轴平行，针刀体与皮肤成90°角，针刀经皮肤、皮下组织，当针刀下有韧感时，即达髂股韧带中部，纵疏横剥2刀，范围不超过1cm，再向下进针，当有落空感时，即达关节腔，用提插刀法切割2刀，范围不超过1cm。

2）松解髋关节后外侧关节囊：从髋关节外侧关节穿刺点进针刀，刀口线与下肢纵轴平行，针刀体与皮肤成130°角，沿股骨颈下角方向进针刀，针刀经皮肤、皮下组织，达股骨大转子尖，用提插刀法切割2刀，切开部分臀中肌止点，然后提起针刀，使针刀体向上与股骨干成90°角，再向下进针，当有落空感时即达关节腔，用提插刀法切割2刀，范围不超过1cm。

3）松解髋关节后部关节囊：在股骨大粗隆平面，贴股骨后缘进针刀，针刀体与皮肤成130°角，沿股骨颈下角方向进针刀，针刀经皮肤、皮下组织，紧贴股骨颈，当有落空感时，达关节腔，用提插刀法切割2刀，范围不超过1cm。

治疗术后手法：麻醉下，给予髋关节屈伸、旋转以加强松解效果。

对于病情较重者，上述治疗可重复进行，一般在2～3个月后重复，通过多次适度松解，可以积累治疗效果，达到满意疗效。

六、典型病例

病例1：王某，男，52岁，江苏兴化市人。腰腿痛6年，双膝关节痛2年，2004年1月就诊于江苏盐城第四人民医院。腰腿痛六年，以左侧为剧，疼痛持续，渐加剧，每年有两三次急性发作，发作时卧床难起，采用局部封闭或骶管注射后，会在两日内缓解。近两年发作时再用上述方法，效果不明显，需要卧床半月余，用中西药物治疗并理疗、推拿等才慢慢好转，发作间期仍然有明显腰臀腿部不适感，当地医院CT检查示腰间盘突出腰椎间盘突出症，曾建议手术治疗，患者未从。近两年，出现左膝关节疼痛，下楼梯痛剧，近半年下蹲困难，下蹲后不能站立，当地医院摄片检查示左膝关节骨性关节炎，服用骨刺片并注射透明质酸酶等治疗效差。一年前出现右足跟痛，摄片示右跟骨骨刺，服药等治疗无效。来本院就诊。

专科体检示：双侧腰骶部软组织附着处片状压痛区，以横突尖、关节突、骶中嵴、髂嵴上缘、髂后上棘内侧缘为剧，左侧重于右侧，臀大肌、臀中肌、臀小肌、阔筋膜张肌、髂翼外面附着处压痛，臀部存在片状索条样改变区。直腿抬高无明显受限。左侧膝关节屈曲受限，左侧髌骨两侧缘、髌下脂肪垫压痛明显。

入院后，相关检查无针刀治疗及静脉复合麻醉禁忌，采用异丙酚合并芬太尼静脉全身麻醉，一次完成上述部位的针刀治疗（治疗时，腰骶臀部软组织进针艰涩感大）。

两个月后复诊，腰臀部酸痛感，能够正常行走，膝关节伸屈功能正常。左腰骶臀仍存在片状软组织压痛区，局部存在索条样改变区。再次住院，针对上述部位行全麻下针刀治疗，治疗部位的艰涩感较上次好转。术后1周出院，自觉局部酸胀感，嘱出院恢复。一年后随访病情稳定，从事正常体力劳动，无不适。

病例2：患者，女，49岁，上海市金山区人，因腰臀痛并双膝关节痛6年，颈肩背痛、麻木4年，被诊断为颈腰膝骨性关节炎。

患者6年来反复发作腰腿痛并双膝关节疼痛，行走不便，下蹲困难，在当地医院及上海多家医院反复就诊，中西药物、针灸、局部封闭等治疗效差，4年前出现颈肩背痛，并头昏、头晕、视物模糊，多汗、心慌，记忆力减退，情绪低落。已经不能正常工作近1年，多种方法治疗不效。患者反复发作哮喘病史十余年，高血压病史6年。

体检：颈前屈后仰、双侧旋转均受限，腰前屈、后伸及膝关节伸屈均明显受限，枕外隆突两侧缘、枕骨及上、下项线之间片状软组织紧张感，局部压痛明显，并有象皮样增厚感，C_{2-7}棘突两侧缘压痛，C_2、C_5、C_7棘突两侧缘局部有结节感，C_{2-7}关节突及横突后结节压痛，肩胛骨内上角、肩胛冈上缘、肩胛骨脊柱缘、冈下窝、肩胛骨腋缘内侧，存在片状压痛区域，冈下窝局部组织存在条索样变，T_{1-12}关节突、棘突两侧缘压痛；颈胸交界处棘突两侧缘片状隆起感，6～11肋肋角、腰骶部软组织附着处片状压痛区，以横突尖、关节突、骶中嵴、髂嵴上缘、髂后上棘内侧缘处为剧，双侧臀部及大腿根部软组织压痛明显，以臀大肌、臀中肌、臀小肌、阔筋膜张肌髂翼外面附着处、耻骨上支耻骨肌附着处、内收长肌耻骨结节与耻骨下支附着处为剧；双膝关节髌上囊、髌股韧带、髌下脂肪垫、髌骨内外侧支持带、腓侧副韧带、胫侧副韧带、鹅足囊、髌韧带止点等结构明显压痛。

入院时检查示，颈腰椎及双膝关节骨质增生，双膝关节间隙变窄，髁状突隆起。

入院后，相关检查无针刀治疗及静脉复合麻醉禁忌，采用异丙酚合并芬太尼静脉全身麻醉，两次完成上述部位的针刀治疗，两周后出院，患者相关部位疼痛稍缓解。

术后1个月随访，疼痛及其征象稍减轻，2个月后再次入院接受第二次治疗，检查体征基本同第一次入院时，只是程度稍轻，患者颈胸交界处的隆起感明显减小。麻醉下，一次完成上述部位的针刀治疗。

第二次治疗后2个月复诊，患者病情较第一次入院时明显好转，精神状况佳，食欲比以前增加明显，能够下蹲，上下楼梯较前明显改善，颈胸交界处隆起感基本消除，局部僵硬感消除、变软。仍存在局部疼痛，以腰骶部为剧。再次住院针刀治疗。住院4天，静脉全身麻醉下，一次完成上述部位治疗。

一年后随访，上述征象基本消除，仅过度劳累后有腰骶部不适感，能够从事正常工作。患者述自第三次针刀治疗后，其哮喘未再发作，血压也在第三次针刀术后半年恢复正常。随访至2011年，征象未见复发，血压稳定。

第十节　颈腰椎病

颈椎病主要包括除外脊髓型的其他各型颈椎病（部分脊髓型颈椎病仍是针刀治疗的适应证，但并不适宜在全麻下实施治疗）。腰椎病主要包括腰椎间盘突出症、腰椎骨质增生、腰椎椎管狭窄等。

颈椎病与腰椎病是针刀治疗的常见病种，在临床上的应用已经普及，这方面的书籍较多，本书不再做过多重复，这里仅介绍笔者的相关认识及闭合性系统松解减张术的应用特点。

一、相关认识

1. 慢性软组织损伤与颈腰椎病的关系

（1）共同的致病原因：外伤、工作生活中的特定体位、积累性损伤，不良的营养状况等因素，与腰椎病、颈椎病密切相关，这些因素也是引起慢性软组织损伤的原因，一般情况下，其在引起腰椎病、颈椎病前，已经引起腰骶臀部和（或）颈肩背部不同范围、不同程度的慢性软组织损伤，在颈椎病和（或）腰椎病发生后，这些慢性软组织损伤仍然存在，并引起相应表现。

（2）慢性软组织损伤是颈腰椎病发病原因：持续存在的脊柱周围慢性软组织损伤，改变了相邻椎骨间不同结构的相互关系，造成相邻椎体不同方向的微小移位，影响与之相邻的重要结构，如血管、神经，出现相应征象。

脊柱周围变性挛缩的软组织增加了椎间压力，使得椎间盘等易发生退变，并发生椎间盘突出。持续存在的脊柱周围慢性软组织损伤，其弹性减弱，承受负荷能力减弱，脊柱各种运动的过程中，椎周软组织保护能力减弱，椎间盘等结构承受更多负荷，使得这些结构发生退变，表现为腰椎病和（或）颈椎病。

慢性软组织损伤在腰椎病和（或）颈椎病发生后，其病理改变仍然存在，对周围神经、血管、骨关节等结构造成的影响仍然存在，相关临床表现仍存，与腰椎病和（或）颈椎病的表现相互混杂，使得临床表现复杂化。

（3）颈腰椎病加剧慢性软组织损伤：腰椎病和（或）颈椎病使脊柱的生物力学发生改变，直接影响脊柱周围软组织，使其承受的负荷发生改变，持续存在的过高负荷，超出机体代偿能力时，会导致慢性软组织损伤。腰椎病和（或）颈椎病引起周围神经功能紊乱，引起相关软组织的血供与肌张力改变，持续存在时，也将引起慢性软组织损伤，或使已经存在的慢性软组织损伤加重。

2. 治疗慢性软组织损伤与颈腰椎病

（1）腰椎病和（或）颈椎病在没有对周围重要结构（血

管、神经）产生明确影响时，患者的临床表现则是由已存在的慢性软组织所致，此时，我们仅需要针对慢性软组织损伤进行有效的治疗。必要时辅助一些正骨复位手法，以纠正存在的椎间结构的微小移位，恢复生物力学平衡。

（2）腰椎病和（或）颈椎病已经对周围重要结构（血管、神经）产生明确影响时，有两种情形：

可逆性影响：腰椎病和（或）颈椎病对周围重要结构的影响是一过的，我们可以选择针对腰椎病和（或）颈椎病，如突出的椎间盘、增生的骨刺等进行治疗。对于椎间盘突出者，选择的方法可以是使椎间盘变小的方法，或者直接手术切除突出的椎间盘等。也可以选择针对存在的慢性软组织损伤进行有效治疗，以减轻椎间压力，消除慢性软组织损伤对神经血管的影响，为机体的恢复创造条件。可以用药物治疗或配合骶管或硬膜外阻滞等，帮助患者度过疼痛期。

不可逆影响：腰椎病和（或）颈椎病对血管、神经等的影响持续并引起相应功能障碍，为脊柱外科治疗范畴。

（3）脊柱手术术后（外科手术和微创手术），患者残留征象的治疗，并发症、后遗症的治疗，功能的恢复，康复与保康等，都涉及业已存在的慢性组织损伤或手术本身造成的慢性软组织损伤的治疗问题。针对慢性软组织的有效治疗是恢复劳动能力、提高生活质量、消除残余痛苦的关键环节。

3. 针刀大松解治疗是有效手段　治疗慢性软组织损伤方法众多，非侵入性治疗无法有效解决不可逆期慢性软组织损伤的病理改变（粘连、挛缩、瘢痕）及产生的征象，这是目前腰椎病和（或）颈椎病治疗效果不能令患者满意的关键。

针刀闭合性松解减张术对存在的粘连、挛缩、瘢痕进行有效地松解、减张，通过一次或多次的治疗，可以使这些病理改变有效逆转。对于存在系统慢性软组织损伤的患者，其治疗仍然是一个难题。反复多次的治疗虽然可以获得很好效果，但患者往往难以配合完成治疗。全身麻醉下，针对相关软组织系统松解减张，是治疗的有效手段。

二、针刀大松解治疗应用指征

1. 无外科手术指征的颈腰椎病　符合颈椎病（除外脊髓型）、腰椎相关疾病（腰椎间盘疾病、骨质增生、椎管狭窄）诊断标准，无相应疾病绝对手术的指征，也无相对手术指征。

2. 有外科手术指征者　需要除外有绝对的外科手术适应证者，如腰椎疾病出现马尾神经压迫征象、节段性神经压迫致神经功能丧失者等，颈椎病（除外脊髓型）的患者。

3. 术后有并发症和后遗症者　针对慢性软组织损伤的治疗，可有效消除慢性软组织损伤相关征象，消除慢性疼痛、麻木、酸胀、冷热等感觉异常，增加活动范围，增强肌肉力量，恢复患者劳动力，提高患者生活质量，提升患者整体健康水平等。

上述三种情形在患者积极要求治疗，无相应麻醉的禁忌证时，可按照相关章节所述，实施治疗。

三、典型病例

病例1：L_{4-5}、$L_5 \sim S_1$椎间盘突出症、腰椎骨质增生症。张某，女，60岁，江苏盐城纺织企业职工，腰臀腿部疼痛30年。

住院时间：1999年10月8日，因腰臀腿部酸痛30年，发作性加剧10年，以腰椎间盘突出症、腰椎骨质增生症、双侧腰臀部慢性软组织损伤收住入院。患者长期慢性疼痛，以左侧腰臀腿部为重，放射至双侧大腿、小腿外侧及后侧，呈持续性，以酸胀痛为主，并轻度麻木感，劳累、天气变化时疼痛更剧，近8年来每年重度发作1～3次，发作时不能站立，翻身困难，难以入眠，生活难以自理，反复多次做CT及X线检查，本地医院诊断为 L_{4-5}、$L_5 \sim S_1$ 椎间盘突出症、腰椎骨质增生症，在本地中医院接受推拿、牵引、理疗及中西医药物等治疗 1 个月左右，方能缓解急性疼痛，最长时需经过 3 个月的治疗，症状才能逐渐缓解，但慢性疼痛仍存，患者痛苦不堪，家人也因陪伴其治疗而背负沉重的经济和精神负担。本次发作半个月后就诊，疼痛剧烈，无法入眠，经过推拿、牵引、理疗及中西医药物、骶管阻滞治疗均无明显疗效。

入院时情况：慢性病容，心、肺、腹部检查阴性，腰前屈、侧屈、左右旋转等均引出双侧腰骶部牵拉感、疼痛感，直腿抬高左 70°、右 80°受限，双侧 4 字试验阳性。软组织检查示：T_{8-12} 肋角、关节突、棘突两侧缘压痛，L_{1-5} 关节突、横突尖部、棘突两侧缘、骶中嵴两侧缘、骶骨背面、髂后上棘外缘、内上缘、骶髂关节内侧缘直至骶骨末端、髂翼外面臀大肌、臀中肌、臀小肌、阔筋膜张肌片状压痛。按压时疼痛放射至大腿外侧及小腿后侧，腰骶臀部软组织呈条索样改变、组织弹性差，左侧较右侧为重，腰段脊柱稍左侧弯。神经系统检查局部肌力无明显减弱，肌张力正常，感觉无减退，生理反射正常引出，病理征未引出。

入院后 CT 检查：L_{4-5}、$L_5 \sim S_1$ 椎间盘向左后方突出。根据患者存在的大范围慢性腰骶臀部软组织损伤的特点，综合考虑后，给予施行胸腰骶臀腿部软组织闭合性系统松解减张术。一次性完成双侧腰骶臀部软组织的松解、减张术。术后给予甘露醇 200ml 静脉滴注，每日 2 次，连续治疗 7 日，同时配合其他促进机体恢复的措施。术后患者双下肢酸胀痛感消除，仅治疗局部酸痛，1 周后出院。2 个月后随访，患者诉腰骶臀及双下肢时有酸痛感，较治疗前明显减轻，未做处理。3 个月后随访，原征象全部消失。每年一次随访示：仅弯腰时间较长时，腰部有轻度酸胀感，无其他不适。

病例 2：颈椎病，神经症。患者，男，52 岁，上海某区公务员，头顶部紧箍感、四肢发紧感并头晕5年，心悸、心前区发紧，不能独立行走。2003年10月2日入院。

患者5年前无明显诱因出现头顶部紧箍感、四肢发紧感，伴发作性眩晕，心悸、心前区有发紧感。5年来，症状反复发作，发作时有恐惧感，头昏眩晕，自觉要倒地，不能自持，每日发作多则十数次，少则两三次。不发作时头顶部紧箍感、四肢发紧感、沉重感持续存在，需要别人搀扶才能行走，每天上班都需要驾驶员接送至办公室，只能坚持处理一些简单事务。整日情绪萎靡，对周围事物不感兴趣，对未来生活不抱任何希望，不愿见人，不愿交谈。多次在上海各大医院就诊，头颅磁共振检查无异常发现，颈椎磁共振检查示C_4、C_5前缘轻度骨质增生，各种心脏及颅脑方面的检查均无阳性发现。上海著名的心脏及神经科方面专家均排除了心脑疾病的可能，骨科专家认为其颈椎轻度增生不是引起这些症状的原因，针对心脑血管病的治疗，半年多无效，遂诊断为神经症，给予相应药物治疗，已经持续两年无明显效果。2003年10月2日诊断为颈肩背腰臀部慢性软组织损伤入院。

入院时现慢性病容，反应迟钝，目光呆滞，面色晦暗。常规体检示：双上下肢张力稍增高，余无阳性发现。系统软组织检查示：颈部前屈、后仰及双侧旋转时略显僵硬感，自己不敢做此动作，项后正中（项韧带）C_2、C_5、C_7节段增厚感，如橡皮样感觉，按压时自觉欲发作眩晕、心悸。枕外隆突两侧缘、枕骨上项线及上下项线之间片状软组织紧张感，局部压痛明显，并有象皮样增厚感，C_{2-7}棘突两侧缘压痛，C_2、C_5、C_7棘突两侧缘局部有结节感，C_{2-7}关节突及横突后结节压痛，肩胛骨内上角、肩胛冈上缘、肩胛骨脊柱缘、冈下窝、肩胛骨腋缘内侧存在片状压痛区域，冈下窝局部组织存在条索样变，持续按压冈下窝软组织时，双上肢发紧有放松感。T_{1-12}关节突、棘突两侧缘压痛、6～11肋肋角L_{1-5}关节突、横突尖部片状压痛，竖脊肌呈条索样改变，组织弹性减弱，髂后上棘外缘、内上缘、骶髂关节内侧缘直至骶骨末端、髂翼外面臀大肌、臀中肌、臀小肌、阔筋膜张肌片状压痛区，按压时疼痛放射至大腿后侧及小腿后侧，左侧较右侧为重。神经系统检查无阳性发现。

患者有 17 年在部队工作的经历，从事长途汽车驾驶。当时工作时间长，生活条件艰苦，软组织损伤难以避免。检查有明显大范围慢性软组织损伤的体征，其相关征象符合大范围慢性软组织损伤临床表现的特征，考虑其复杂征象与颈肩背腰臀部慢性软组织损伤存在内在联系，其征象均能够用慢性软组织损伤所致颈内动脉与椎-基底动脉供血不足及相关自主神经功能紊乱来解释。在全麻下，先后两次完成颈肩背腰臀部的软组织松解、减张，10 日后出院。治疗后，患者头顶部紧箍感减轻、双上下肢紧张感消除，其他征象也有不同程度减轻，能够独立行走。3 个月后第二次住院，上述部位软组织损伤体征仍存，较第一次入院时明显减轻，再次全麻下针刀软组织松解、减张上述部位，一次完成颈肩背腰臀部治疗，术后 5 日出院。出院 1 个月后复诊，相关征象基本消除，面色红润、情绪正常，能够正常地与人交往，胜任工作，自己驾车上下班。4 年来，每年有一至两次头晕、心悸征象出现，多为过度劳累后发作，局部针刀治疗后征象很快消除。嘱注意合理饮食，适度体育锻炼，以避免软组织慢性损伤加重。

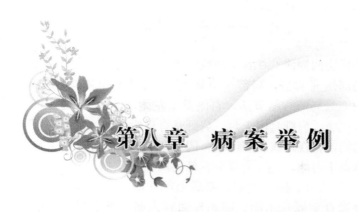

第八章 病案举例

病例 1：颈肩背腰臀部系统软组织损伤合并阴囊会阴部酸胀痛

刘某，男，21 岁，上海某大学在校生，未婚，颈肩腰背腿部酸痛并阴囊会阴部酸胀痛 1 年余，加剧 3 个月，合并神经症样综合征。住院时间：2006 年 3 月 10 日。

患者 1 年前出现颈肩腰背腿部酸痛症状，时轻时重，连续上课或过度活动后加剧。腿部酸痛无力，疼痛累及双侧膝部及小腿后侧，时常需要活动腿部症状才有所缓解。并出现阴囊会阴酸胀痛，尿不尽感，小腹时有胀痛，头昏、记忆力减弱，自觉与人说话反应慢，对许多原来很喜欢的事情也缺乏兴趣，睡眠差，整日昏昏沉沉。近 3 个月来自觉难以坚持正常学习，连续上课 20 分钟就不能再坚持，各种作业难以完成，自诉转动颈部及快速抬举双侧上肢时有弹响感。上海数家大医院常规检查及各项针对性检查，如头颅 CT、脑血管 TCD、前列腺液、前列腺 B 超、颈椎、腰椎影像检查等均无阳性发现，诊为神经症。使用中药合并调节神经功能、止痛等药物治疗 2 个月无效。患者是一个篮球爱好者，经常无节制地从事篮球运动，1 年前停止从事此项运动。经常不吃早餐。无其他病史和不良嗜好。

入院时现慢性病容，应答正常，眉头紧锁，常规体检无阳性发现。系统软组织检查示，颈部旋转时略显僵硬感，出现弹响，枕外隆突两侧缘、枕骨上项线及上下项线之间片状组织紧张感，局部压痛明显，局部条索样变，C_{2-7}棘突两侧缘压痛，C_2棘突两侧缘局部有结节感，右侧重于左侧，C_{2-7}关节突及横突后结节压痛，肩胛骨内上角、肩胛骨脊柱缘、冈下窝、肩胛骨腋缘内侧，存在片状压痛区域，冈下窝局部组织存在条索样变，左侧重于右侧，T_{8-12}关节突、棘突两侧缘压痛、8～11肋肋角、L_{1-5}关节突、横突尖部、髂后上棘外缘、内上缘、骶髂关节内侧缘直至骶骨末端、髂翼外面臀大肌、臀中肌、臀小肌、阔筋膜张肌片状压痛区，按压时疼痛放射至大腿后侧及小腿后侧，左侧较右侧为重。神经系统检查无阳性发现。

患者从事对抗性运动数年，且不注重营养摄入、无自我保护意识，有明显系统慢性软组织损伤的体征，其相关征象符合系统慢性软组织损伤临床表现的指征，其他科的检查无阳性发现，诊断为颈肩背腰臀部系统慢性软组织损伤。入院后分两次施行全麻下针刀闭合性松解术，分别松解、减张颈肩背部及腰臀部软组织。10日后出院，1个月后随访，患者相关征象全部消除，恢复良好。2010年因腰臀部劳累后酸痛感，来院复诊，行全麻下腰骶臀部软组织松解减张术，术后征象消失。回访至2011年，身体健康，可胜任单位工作。嘱患者注意饮食结构的调整，适度从事体育锻炼，避免超负荷运动。

病例2：面肌痉挛、神经症

李某，43岁，江苏射阳县人，因眼轮匝肌合并面部肌肉抽动6年，诊断为面肌痉挛。于2007年10月就诊于盐城市第四人民医院。

患者6年前出现左眼轮匝肌抽动，每日发作，每次发作数秒至数分钟不等，每日发作十数次，半年后出现左侧面部肌肉抽动，发作次数较前增多，每次发作时间延长。近几年就诊于本地县、市级医院，检查头颅CT及磁共振，未发现异常，药物治疗效果不显，近两年出现睡眠差，反应慢，记忆力减退，情绪低落等征象，易疲劳，并时有腰背部酸痛感。

入院时体检示：颈胸腰段棘突及骶中嵴两侧缘、颈胸腰段关节突、颈椎横突后结节、腰椎横突尖部、肩胛骨内上角、肩胛骨脊柱缘、肩胛冈-肩峰-锁骨外三分之一上缘、斜方肌外端附着处、冈下窝、6～12肋骨肋角、髂嵴上缘、髂后上棘内侧、臀大肌、臀中肌、臀小肌、阔筋膜张肌髂翼外面附着处片状压痛区，局部组织呈条索样改变。颈胸交界处棘突两侧软组织明显增厚感。

入院后经检查无针刀治疗及静脉复合麻醉禁忌，采用异丙酚合并芬太尼静脉全身麻醉，全麻下一次完成上述部位软组织针刀治疗。术后第二天患者眼轮匝肌并面部肌肉抽动消失。1个月后复诊显示，精神状况明显好转，睡眠正常，自觉反应比以前快，记忆力明显改善。随访至2011年，病情无反复。

病例3：颈肩腰背腿部酸痛3年，胸闷、胸痛、背部拉紧感，小腹部胀痛半年，面神经麻痹2个月

戴某，男，50岁，江苏射阳公务员，颈肩腰背腿部酸痛3年，胸闷、胸痛、小腹部胀痛感半年，面神经麻痹2个月。住院时间：2011年3月5日。

患者颈肩腰背腿部酸痛3年，时轻时重，连续坐位或劳累后加剧。休息或规律生活时征象减轻，曾被诊断为颈椎病、腰椎间盘突出症，并接受针灸、推拿等治疗，当时有效，以后如前。近半年来胸闷、胸痛、背部拉紧感，小腹部胀痛半年，曾经胸部X线检查、腹部泌尿系统B超等检查，无阳性发现。曾接受胸段脊柱两侧局部麻醉下针刀治疗四次，胸闷、胸痛、背部拉紧感，小腹部胀痛基本消失。2个月前被诊断为右侧面神经麻痹，经针灸等治疗，面瘫程度稍好转，来本院进一步治疗。

入院时现慢性病容，眉头紧锁，右侧周围面瘫体征。系统软组织检查示，颈部两侧旋转、前屈、后仰，左右侧屈均略显僵硬感，枕外隆突两侧缘、枕骨上项线及上下项线之间片状组织紧张感，局部压痛明显，局部条索样变，C_{2-7}棘突两侧缘压痛，C_2棘突两侧缘局部有结节感，右侧重于左侧，C_{2-7}关节突及横突后结节压痛，肩胛骨内上角、肩胛骨脊柱缘、冈上窝、肩胛冈上缘、冈下窝、肩胛骨腋缘内侧，存在片状压痛区域。C_6、C_7、T_1棘突处，冈上窝处软组织明显增厚感，冈下窝局部组织存在条索样变，左侧重于右侧，T_{4-12}关节突、棘突两侧缘压痛、5～11肋的肋角、L_{1-5}关节突、横突尖部、髂后上棘外缘、内上缘、骶髂关节内侧缘直至骶骨末端、髂翼外面臀大肌、臀中肌、臀小肌、阔筋膜张肌片状压痛区。

患者因时间安排等原因，仅要求针对面神经麻痹进行有效治疗。考虑枕项背部存在的慢性软组织损伤与面神经麻痹间存在内在相关性，可能是发病的原因，也可能是影响恢复的原因。其存在的胸腰臀部慢性软组织损伤病程长、程度重，需要做好足够准备系统治疗方能获得稳定疗效。因此，本次仅针对颈肩背部软组织做适度治疗，以消除其对面神经麻痹恢复影响。

入院后，全麻下行颈肩背部软组织闭合性松解减张术，分别适度松解、减张颈肩背部软组织，包括部分胸段脊柱周围的软组织。术后3日，自觉面神经麻痹恢复明显加快，期间配合针灸针刺双侧合谷、足三里，每日1次。术后10日，面神经麻痹基本恢复。嘱择期行颈肩背腰臀部软组织系统松解，以全面改善整体健康状况。并注意饮食结构调整，适度体育锻炼。

病例4：颈肩背腰臀酸痛不适，并胸闷、心慌、左前胸痛，上腹部胀满、不适

罗某，47岁，颈肩背腰臀酸痛不适十余年，由开始时的劳累后出现不适，至近五年出现持续不适，近两年出现胸闷、心慌、左前胸痛，上腹部胀满、不适，征象持续，发作性加剧。在当地医院行心电图、三维超声胸部CT等检查无阳性发现，中西药治疗效差，接受针灸等治疗，当时好转后征象重复出现，2007 年 4 月就诊于江苏盐城第四人民医院。

专科体检示：C_2、C_{5-7} 棘突两侧缘，相应两侧关节突，压痛明显，双侧冈下窝、双侧肩肩胛冈上缘、锁骨外 1/3 上缘片状压痛区域，冈下窝局部组织存在条索样物，两侧胸、腰、骶部软组织附着处片状压痛区，以横突尖、关节突、肋角、骶中嵴、髂嵴上缘、髂后上棘内侧缘处为剧。双侧臀大肌、臀中肌、臀小肌、阔筋膜张肌髂翼外面附着处压痛。

入院后，相关检查无针刀治疗及静脉复合麻醉禁忌，采用异丙酚合并芬太尼静脉全身麻醉，分两次分别完成颈肩背、腰骶臀部针刀治疗，7 天后出院。术后 2 个月复诊，诉仍有发作性双侧肩背酸痛，胸闷、心慌、左前胸痛，上腹部胀满、不适等未再出现。检查见双侧冈下窝、双侧臀部仍存在片状软组织压痛区，再次全麻下治疗，3 日后出院。4 个月后随访，患者无明显不适，行动正常。

病例 5：颈肩背腰臀酸痛不适，记忆力减退、反应迟钝、情绪低落，慢性鼻炎，大便不成形，腰腿酸软，易疲劳

张某，48 岁，颈肩背腰臀酸痛不适 10 年，记忆力减退、反应迟钝、情绪低落 5 年，慢性鼻炎 5 年，长期脓性鼻涕，气候变冷时清水鼻涕不断，反复治疗不效，大便不成形已经 4 年，腰腿酸软，易疲劳，睡眠时好时差，需要间断服用艾司唑仑，征象持续，自觉很难坚持工作。各种检查无明显异常。2009 年 4 月就诊于江苏盐城第四人民医院。

患者长期饮食结构不佳，二十多岁时每日以肉食及米饭为主，很少进食水果、蔬菜，无节制地打麻将数年。

专科体检示：枕外隆突下部、双枕骨上下项线间软组织片状压痛区，局部组织明显增厚感，以枕外隆突下部两侧为明显，C_{2-7} 棘突两侧缘，相应两侧关节突压痛明显，C_2、C_6、C_7、T_1 棘突两侧缘明显增厚感，C_5、C_6 间弹响感，双侧冈下窝、双侧肩胛冈上缘、锁骨外 1/3 上缘片状压痛区域，冈下窝局部组织存在条索样物，活动双肩弹响，以右侧为明显。两侧胸、腰、骶部软组织附着处片状压痛区，以横突尖、关节突、肋角、骶中嵴、髂嵴上缘、髂后上棘内侧缘处为剧。双侧臀大肌、臀中肌、臀小肌、阔筋膜张肌髂翼外面附着处压痛。颈项部、腰骶部明显僵硬感，前屈、后仰、旋转均受限。

入院后，相关检查无针刀治疗及静脉复合麻醉禁忌，采用异丙酚合并芬太尼静脉全身麻醉，分两次分别完成颈肩背、腰骶臀部针刀治疗。患者上述部位软组织损伤重、范围大，需要多次治疗方可能取得效果，此次仅给予适度减张，7 天后出院。

术后 1 个月复诊，上述征象稍好转，查体上述体征仍存，继续治疗。患者每月一次住院，针对上述慢性软组织损伤部位进行反复治疗，5 次住院治疗后，上述征象基本消除。颈项部、腰骶部活动度明显好转，自觉全身轻松感，情绪明显好转，愉快胜任工作，大便成形，慢性鼻炎征象消除，冬天也未复发。随访至 2011 年，病情稳定。

病例 6：颈肩背疼痛，双肩上举不能，双手肿胀

卞某，68 岁，颈肩背痛 10 年，双肩上举不能 3 年，渐加剧，现穿衣、系裤带均需要别人帮助，生活不能自理，疼痛剧烈，夜间难以入眠，近 2 个月出现双手肿胀，持物困难。各医院中西医反复就诊，针灸、推拿、理疗、中西药物反复使用，病情渐剧。

专科体检示：C_{2-7} 棘突两侧缘，相应两侧关节突、横突后结节压痛明显，双侧冈上窝、冈下窝、肩胛冈上缘、锁骨外 1/3 上缘片状压痛区域，肩关节周围软组织压痛剧烈。冈上、下窝局部组织明显僵硬感。双手肿胀，握物不能，双肩伸屈、外展、旋转均重度受限。全身状况较差。

根据患者全身状况，治疗以尽可能减轻疼痛、适度恢复功能，提高生活质量为目标。需要多次适度治疗以累积疗效。

入院后，相关检查无针刀治疗及静脉复合麻醉禁忌，采用异丙酚合并芬太尼静脉全身麻醉，行上述部位适度闭合性松解减张术。以双侧冈上窝、冈下窝冈上下窝、双侧肩肩胛冈上缘、锁骨外 1/3 上缘区域为主要治疗区域，其他部位暂不治疗。

术后 1 个月，第一次复诊，疼痛好转，能够正常入眠，双肩活动度稍增加，双手肿胀基本消除。其他体征仍存，继续上述部位治疗，并 C_{2-7} 棘突两侧缘、相应两侧关节突、横突后结节适度治疗。

术后 2 个月，第二次复诊，征象持续好转，肩关节活动度明显增加，疼痛程度明显好转，肩关节周围压痛程度明显减轻。针对颈部、冈上窝、冈下窝、肩周痛点治疗。术后 3 天出院。

术后随访，生活自理，肩关节活动轻度受限，上举程度明显好转。全身状况明显改善。患者及家属自觉满意，建议继续治疗，患者未再来诊。

病例 7：腰部僵硬感、发作性腰痛 6 年，发作性枕后痛 4 年，慢性鼻炎、咽喉部异物感 3 年

周某，58 岁，上海金山区人，6 年前腰部僵硬感、发作性腰痛，每 1~2 个月腰痛发作，发作时无法直立，行走困难，有时不治疗，休息 1~2 天可缓解，有时需要服止痛药或打封闭。近 4 年出现发作性枕后部疼痛，为抽动样痛，每 1~2 周有一次发作，发作时服用"克感敏"，半小时后可缓解。曾因头痛就诊于相关医院的神经内科，检查 CT 无阳性发现。近 3 三年经常有脓性鼻涕，咽喉部异物感，经常需要干咳清喉，医院诊断为慢性鼻炎、慢性咽喉炎，开始半年服药治疗 1 周后会好转，近 2 年服药效果不明显，就不再治疗。此次因腰痛发作持续近 2 周，CT 示腰椎间盘突出、骨质增生，理疗、封闭药物治疗效果不明显，仍无法直立行走，遂来我处就诊。

专科体检示：枕外隆突下部、双枕骨上下项线间软组织片状压痛区，局部组织明显增厚感，以枕外隆突下部两侧为明显，C_2、C_6、C_7棘突两侧缘，相应两侧关节突，压痛明显，C_2、C_6、C_7、T_1棘突两侧缘明显增厚感，双侧冈下窝、肩胛冈上缘、锁骨外 1/3 上缘片状压痛区域，冈下窝局部组织存在条索样物，活动双肩弹响，以右侧为明显。两侧胸、腰、骶部软组织附着处片状压痛区，以左侧腰 2～4 横突尖、左髂嵴上缘、髂后上棘内侧缘处为剧。双侧臀大肌、臀中肌、臀小肌、阔筋膜张肌髂翼外面附着处压痛。腰部轻度左侧弯畸形，活动明显受限，颈项、腰骶部明显僵硬感。

入院后，相关检查无针刀治疗及静脉复合麻醉禁忌，采用异丙酚合并芬太尼静脉全身麻醉，一次完成颈肩背、腰骶臀部软组织适度松解减张术。

术后 1 个月复诊，患者头痛消除，咽喉部异物感消失，腰部无明显疼痛，能够直立行走，未有脓性鼻涕。腰部僵硬感也明显好转。患者对现状满意，建议再次治疗，以消除腰部僵硬感，患者未治疗。随访至 2011 年底，腰部僵硬仍存，较治疗前明显好转，其他征象未复现。

病例 8：颈肩综合征，冻结肩 3 个月

王某，56 岁，江苏盐城人，慢性颈肩痛一年余，左肩疼痛、不能上举 3 个月，近 1 个月疼痛剧烈，不能入眠，颈椎 MRI 示颈椎病，左肩关节 X 线片未见异常，中西药、针灸、推拿理疗治疗未效，病情渐剧，近 2 日疼痛无法忍受，就诊于 2010 年 10 月。

专科检查：C_{2-7}棘突两侧缘、关节突、横突后结节压痛，肩胛骨内上角、肩胛骨脊柱缘、冈上窝、肩胛冈上缘、冈下窝、肩胛骨腋缘内侧，片状敏感压痛区域，以左侧冈上窝、肩胛冈上缘、冈下窝为剧。冈下窝局部组织存在条索样变，左侧

重于右侧。左喙突、肱骨大结节、大结节嵴、肱骨小结节、小结节嵴压痛明显。左肩上举、后伸不能。

入院后，相关检查无针刀治疗及静脉复合麻醉禁忌，采用异丙酚合并芬太尼静脉全身麻醉，一次完成颈肩背适度松解减张术，以 C_{2-7} 棘突左侧缘、左关节突、横突后结节、冈上窝、肩胛冈上缘、冈下窝为主要治疗区域。术后在麻醉下被动活动左肩关节。

术后第 2 日，疼痛明显减轻，活动范围稍增加。1 个月后复诊，仍然存在左颈肩痛，左肩关节活动受限，疼痛程度明显减轻，活动范围明显增加。检查上述部位压痛仍存在，程度减轻，继续原治疗。1 个月后复诊，存在枕项部吊紧感。肩关节能后伸、上举，稍受限。压痛主要集中在枕骨上项线及上下项线间，左冈下窝仍存在片状压痛区，程度轻。针对上述部位行全麻下治疗。术后 1 周征象基本消失。1 个月后复诊，征象消失，肩关节活动无明显受限。

病例 9：抑郁症

刘某，女，51 岁，江苏射阳人。持续情绪低落，不想做事，自觉活着没意思，睡眠障碍，有时觉得很绝望，征象持续近一年。时有胸闷、喘气不畅，未诊治。住院时间：2011 年 3 月 5 日。

入院时现慢性病容，眉头紧锁，情绪低落，反应慢。辅助检查无阳性发现。系统软组织检查示：颈部两侧旋转、前屈、后仰，左右侧屈均略显僵硬感，枕外隆突两侧缘、枕骨上项线及上下项线之间片状组织紧张感，局部压痛明显，呈条索样变，C_{2-7} 棘突两侧缘压痛，C_2 棘突两侧缘局部有结节感，C_{2-7} 关节突及横突后结节压痛，肩胛骨内上角、肩胛骨脊柱缘、冈上窝、肩胛冈上缘、冈下窝、肩胛骨腋缘内侧，存在片状压痛区域。T_{4-12} 关节突、棘突两侧缘压痛、5～11 肋肋角、L_{1-5} 关节突、横突尖部、髂后上棘外缘、内上缘、骶髂关节内侧缘直

195

至骶骨末端、髂翼外面臀大肌、臀中肌、臀小肌、阔筋膜张肌片状压痛区。

入院后全麻下行颈肩背胸腰臀部软组织闭合性松解减张术，分别适度松解、减张颈肩背胸腰臀部软组织，一次性完成上述部位适度治疗。术后第 2 日，自觉征象明显改善，胸闷、喘气不畅感消失，1 周后出院。随访至 2012 年 2 月，心情愉快，生活正常，睡眠良好，无明显不适。

病例 10：头昏、头晕、嗜睡，眼睁不大、眼睑下垂

陈某，男，78 岁，江苏射阳人。患者近 3 个月来，每天起床一至两个小时后，现头昏、头晕、昏昏欲睡，需要上床睡一两个小时后才能起来，中午需要午睡一两个小时，晚饭后就要上床睡觉，自觉双眼睁不开、左眼睑下垂。曾检查头颅 CT 无异常，血压正常，各种检查无明显异常。住院时间：2010 年 7 月 19 日。

入院时精神状况尚可，左眼睑下垂。辅助检查无阳性发现。系统软组织检查示，颈部两侧旋转、前屈、后仰，左右侧屈均略显僵硬感，枕外隆突两侧缘、枕骨上项线及上下项线之间片状组织紧张感，局部压痛明显，条索样变，C_{2-7} 棘突两侧缘压痛，C_2 棘突两侧缘局部有结节感，C_{2-7} 关节突及横突后结节压痛，肩胛骨内上角、冈上窝、肩胛冈上缘、冈下窝、肩胛骨腋缘内侧，存在片状压痛区域。L_{1-5} 关节突、横突尖部、髂后上棘外缘、内上缘、骶髂关节内侧缘直至骶骨末端、髂翼外面臀大肌、臀中肌、臀小肌、阔筋膜张肌片状压痛区。

考虑患者年龄较大，宜适度治疗密切相关部位，此次仅针对颈肩背部软组织做适度闭合性松解减张，以缓解征象，以后根据病情做进一步治疗。

入院后，全麻下行颈肩背部软组织闭合性松解减张术，分别适度松解、减张颈肩背部软组织，一次性完成上述部位适度治疗。术后第 2 日，自觉征象明显改善。1 周后出院，出院时无头昏、头晕，睡眠恢复正常，仍存在左眼睑下垂，程度减轻。随访至 2011 年底，睡眠良好，仍现轻度左眼睑下垂，不影响正常生活。

病例 11：颈肩臂酸痛年余，眼周缘痒、眼睑抽动 3 个月

张某，女，31 岁，江苏盐城人。颈肩臂酸痛年余，眼周缘痒、频繁眼睑抽动 3 个月，未曾诊治。住院时间：2008 年 5 月 5 日。

系统软组织检查示：枕外隆突两侧缘、枕骨上项线及上下项线之间片状组织紧张感，局部压痛明显，呈条索样变，C_{2-7} 棘突两侧缘压痛，C_2 棘突两侧缘局部有结节感，C_{2-7} 关节突及横突后结节压痛，肩胛骨内上角、冈上窝、冈下窝存在片状压痛区域。L_{1-5} 关节突、横突尖部、髂后上棘外缘、内上缘、骶髂关节内侧缘直至骶骨末端、髂翼外面臀大肌、臀中肌、臀小肌、阔筋膜张肌片状压痛区。

入院后全麻下行颈肩背腰臀部软组织闭合性松解减张术，分别适度松解、减张颈肩背腰臀部软组织，一次性完成上述部位适度治疗。术后第 2 日，眼睛痒感消失，偶有眼睑抽动。1 周后出院，出院时未现眼周缘痒、眼睑抽动。随访至 2011 年底。病情稳定，劳累后偶有肩背酸，余无不适。

病例 12：股骨头坏死

李某，男，42 岁，江苏盐城市人。双侧臀、髋、腿痛 2 年，行走不便，下蹲困难。摄片诊断为股骨头坏死中期，建议行股骨头置换手术，未从，来院治疗。住院时间：2003 年 7 月 19 日。

入院时检查示：腰臀部僵硬感，双髋关节活动明显受限，双手扶膝只能稍下蹲，站立双脚分开距离明显缩小。

系统软组织检查示：L_{1-5} 关节突、横突尖部、髂后上棘外缘、内上缘、骶髂关节内侧缘直至骶骨末端、髂翼外面臀大肌、臀中肌、臀小肌、阔筋膜张肌片状压痛区，双侧耻骨肌、内收长肌、股薄肌和内收短肌，内收大肌耻骨上支、耻骨结节、耻骨下支、坐骨支附着处压痛明显。耻骨肌、内收长肌、股薄肌和内收短肌，内收大肌明显挛缩，双髋下脂肪垫明显压痛。

患者腰臀部软组织及双侧内收肌群挛缩程度较重，需要多次松解减张方能达到理想疗效。入院后全麻下行颈肩背部软组织闭合性松解减张术，分别适度松解、减张腰臀部软组织及双侧内收肌群、双髋下脂肪垫，一次性完成上述部位适度治疗。术后1周出院。术后2个月复诊，疼痛减轻，双髋关节活动度明显增加。检查示：腰臀部软组织及双侧内收肌群弹性增加。继续原治疗，4日后出院。

患者连续来诊四次，每次间隔一个半月至两个月。重复上述部位治疗，最后两次未再治疗髋下脂肪垫。治疗完成后复诊示，腰臀部僵硬感明显缓解，活动稍受限，双髋关节活动度增加，基本能正常下蹲，站立时双足距离较治疗前明显增加，生活能够自理，可从事适度劳动。随访五年病情稳定。

病例13：双腿酸软、无力年余，发作性晕倒、头痛、头昏2个月

陈某，女，62岁，盐城射阳人，双腿酸软、无力年余，发作性晕倒、头痛、头昏2个月。2008年6月10日入院。

患者1年多来，双腿酸软、无力，征象持续，自认为关节炎，未诊疗尚能坚持日常生活，并能勉强干农活。近2个月出现发作性晕倒，每周都有3～5次发作，发作时，不自主倒地，并持续头痛、头昏。本地CT、磁共振检查后，头颅无异常，诊断为颈椎病、腰椎间盘突出症。

入院时现慢性病容，反应迟钝，目光呆滞，面色晦暗。系统软组织检查示：颈部前屈、后仰及双侧旋转时略显僵硬感，自己不敢做此动作，颈部左侧旋转时有欲倒地感，项韧带 C_{5-7} 节段增厚感。枕外隆突两侧缘、枕骨上项线及上下项线之间片

状软组织紧张感，局部压痛明显，并有橡皮样增厚感，C_{2-7}棘突两侧缘压痛，C_2、C_{5-7}、T_1棘突增厚感，C_{2-7}关节突及横突后结节压痛，肩胛骨内上角、肩胛冈上缘、肩胛骨脊柱缘、冈下窝、肩胛骨腋缘内侧，存在片状压痛区域，冈下窝局部组织存在条索样变。T_{1-12}关节突、棘突两侧缘压痛、6～11肋肋角、L_{1-5}关节突、横突尖部、片状压痛，竖脊肌呈条索样改变，组织弹性减弱，髂后上棘外缘、内上缘、骶髂关节内侧缘直至骶骨末端、髂翼外面臀大肌、臀中肌、臀小肌、阔筋膜张肌片状压痛区，按压时疼痛放射至大腿及小腿后侧，左侧较右侧为重。神经系统检查无阳性发现。

患者无治疗禁忌，在全麻下先后两次完成颈肩背腰臀部的软组织松解、减张，10日后出院。治疗后，患者未再出现发作性晕倒，头痛、头昏明显好转，双腿酸软、无力感减轻。2个月后第二次住院，诉腰臀腿酸，程度较轻，查体上述部位软组织损伤体征仍存在，较第一次入院时明显减轻，再次全麻下，针刀软组织松解、减张上述部位，一次完成颈肩背腰臀部治疗，术后3日出院。出院1个月后复诊，相关征象基本消除。

患者于2010年因带状疱疹后遗三叉神经痛2个月，经全麻下颈肩背部软组织松解减张后消除。随访至2012年初，因左面神经麻痹行全麻下颈肩背部软组织松解减张后，面神经麻痹1周基本恢复。

下篇 无痛针刀技术

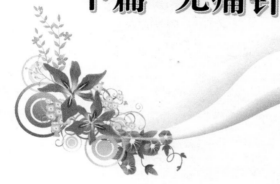

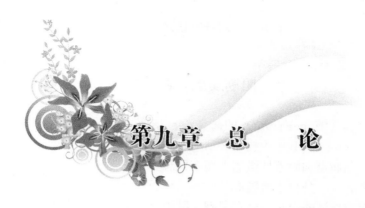

第九章 总 论

　　"无痛针刀技术"并非标新立异，精准简约的诊断思路、无痛精细的操作技巧、纯针刀治病的绿色理念是其精髓。在吸收了国外对疼痛研究的新理论、新知识的基础上，无痛针刀技术对疾病，尤其是疼痛性疾病的诊断思路进行了理论创新和临床探索，将复杂的思路简单化、精准化，并在此思路的指导下，对传统的针刀操作手法加以改良，使之更加简单、精细、人性化，最终达到无痛无创、安全绿色而又立竿见影的目的。

　　无痛针刀技术包括两大内容：肌筋膜激痛点辨位诊断新思路和纳米寸劲针刀操作技术，现就此两大内容概述如下：

　　中医强调辨证论治，分清证候证型，因证施治，西医注重辨症论治，通过各种诊察手段，确定病症，对症下药，无痛针刀讲究辨位论治，辨清病变部位，有的放矢，刀至病所。此病变部位非单纯中西医诊断学上的病位，而是在充分了解精细解剖学，尤其是肌肉解剖学、生物力学的基础上，对疾病进行综合分析，最后对病变组织（肌肉）进行的精细定位。

　　无痛针刀技术的辨位思路是在学习研究了国外肌筋膜激痛点的学说，并在临床运用中取得独特疗效的基础上创新而来。

第一节　肌筋膜激痛点概念

激痛点（trigger point）的研究源自于西方医学。最早由美国的 Janet Travell 医生提出并研究。认识激痛点，首先应分清中央性激痛点和附着性激痛点两个概念。中央性激痛点（即肌筋膜激痛点）是位于肌腹的某些运动终板功能障碍所致的激痛点；附着性激痛点是肌肉在肌腱、腱膜、骨头上的附着处由于持续性的张力增高所产生的激痛点。而疼痛和功能障碍的原因大部分是因中央性激痛点（肌筋膜激痛点）引起。

所谓肌筋膜激痛点（myofascial trigger point）是指受损骨骼肌肌腹上能够被激惹疼痛的局限小区，可触及肌肉紧绷带（taut band）和疼痛小结，并有患者指认的熟悉感的局限压痛，疼痛会依照肌肉的特征引传至远处，并引起运动功能障碍，以及抽搐、交感等现象。

肌筋膜激痛点现象的普遍性不容忽视，几乎每个人一生中所出现的与运动功能障碍有关的疼痛都是由它引起。

在了解肌筋膜激痛点之前我们先来简单复习一下肌肉的结构：肌肉由肌腹、肌腱和其中的神经、血管组成：

1. 肌腹　位于肌肉中间部，能收缩，主要由肌纤维构成。肌纤维（100～150 条）集合起来成为小肌束，若干个小肌束集合成大肌束，若干个大肌束最后合并成一个肌腹。每条肌纤维、肌束和肌腹外都有结缔组织膜包裹。包裹每条肌纤维的称肌内膜，包裹肌束的称肌束膜，包裹肌腹的称肌外膜。肌内膜、肌束膜和肌外膜通称为肌膜，是肌肉的支持组织，血管、淋巴管和神经随着肌膜进入肌肉内，对肌肉的代谢和功能调节具有重要意义。肌膜向两端延伸于肌腱，并与之紧密愈合（图9-1）。所以，肌肉和肌膜唇齿相依、不可分割，故称肌筋膜。

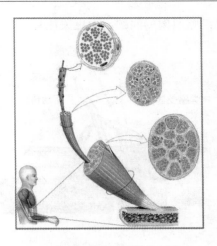

图 9-1 肌腹与肌膜关系图

2. 肌腱 位于肌腹两端，由致密结缔组织组成，无收缩功能，肌腱的纤维不是平行排列的，而是相互交织排列形成辫状，以抵抗强大的张力。

3. 血管 肌腹有丰富的血管分布，每平方毫米有 3000 条毛细血管。而肌腱的血供相对较少。

4. 神经 分为感觉神经、运动神经和交感神经。感觉神经起于肌梭和腱梭，主要向神经中枢（脑或脊髓）传递肌肉收缩的感觉；运动神经支配骨骼肌的运动。一个运动神经细胞（包括细胞体和它的突起）和它所支配的肌纤维构成一个运动单位（又称运动终板），位于肌腹部位，安静状态下各骨骼肌都有少数运动单位的肌纤维轮流交替收缩，使肌肉保持一定的张力以维持人体一定姿势；交感神经随血管进入肌肉，主要起调节肌肉的营养、物质代谢和生长发育的作用（图 9-2）。

所以，肌肉组织是人体最大的一个单一器官，约占体重的50%，也是磨损最多的组织，400 块肌肉的任何一块都有可能因为损伤而出现肌筋膜激痛点，从而产生引传痛和功能障碍，医生往往容易忽略肌肉的问题，而更关注骨头、关节、滑囊和神经。

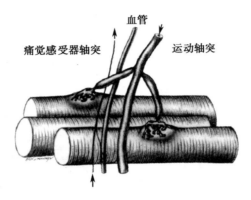

图 9-2　运动终板图

国外的研究报告显示：由肌筋膜激痛点所致疼痛的发病率在疼痛医疗中心高达 93%，在综合性疼痛中心高达 85%。

大部分有肌筋膜组织源性疼痛的病症，如肌筋膜疼痛综合征、肌筋膜炎、肌痛症、肌疲劳综合征等，尤其是引起运动功能障碍的疼痛，都是由肌筋膜激痛点所引起。

那些以解剖部位命名的疼痛综合征，如紧张性头痛、偏头痛、颈椎病、肩周炎、肩胛骨胸骨综合征、胸廓出口综合征、网球肘、腰肌劳损、腰椎后关节紊乱、腰椎间盘突出症等，绝大多数也是由肌筋膜激痛点引起。

还有很多源自于肌筋膜激痛点的疼痛被误诊为内脏疾病，例如：胸肌的激痛点引发的疼痛很像心脏疾患，其症状很容易误诊为神经性、心理性或是行为性。

肌筋膜激痛点引起的疼痛，不仅发病普遍，而且诊断误区很多，以至于花费大量金钱和精力都无法缓解，给患者的身心造成极大的痛苦。这是每一个疼痛科医生每天都要面临的苦恼。

Janet Travell 及 David Simons 所著的《肌筋膜疼痛与机能障碍——激痛点手册》一书中，收集了大量临床和实验方面的研究，证实了肌筋膜激痛点的存在和病理生理及神经生理学的基础，找出了肌筋膜激痛点引起疼痛、肌肉功能障碍及病理变化的原因：

1. 肌筋膜激痛点的疼痛原因是由位于骨骼肌肌腹的运动终板（神经肌肉结合部）功能障碍所致。

（1）肌肉的过度负荷（急慢性损伤），产生持续或过度的神经冲动，使肌运动终板功能异常，神经末梢释放高浓度的乙酰胆碱，产生持续性肌节缩短和肌纤维收缩，从而出现运动终板处的收缩小节。

（2）慢性持续肌节缩短大大地增加了局部能量的消耗和局部血循环的减少——缺血和低氧又可刺激神经血管反应物质的释放，这些物质使传入神经致敏从而引起触发点疼痛，并反过来刺激异常的乙酰胆碱释放，形成一个正反馈环的恶性刺激（对短缩肌节的拉长可以打破这个环）。

2. 长期肌节短缩，还会产生受累骨骼肌筋膜的挛缩。当伤害性感受器被致敏时，疼痛信号传入脊髓，产生中枢疼痛信号，再扩散到邻近的脊髓节段产生引传痛，长期的中枢疼痛致敏可以增高感觉神经元的兴奋性和神经元受体池的扩大，造成顽固性引传痛。

3. 肌肉筋膜的紧张挛缩容易挤压穿行其中或邻近的神经，导致麻木、刺痛、烧灼等异常感觉；也常会压迫邻近的动脉而阻断血流，引起远端部位的温度偏低、肿胀等。

4. 神经血管反应物质的释放会引起局部交感症状，如：皮肤滚动疼痛、对触摸和温度高敏感、血流改变、异常出汗、反应性充血和烧灼感、皮肤划痕症等。

5. 激痛点的肌肉痉挛可造成肌肉功能障碍，包括主动收缩和被动牵拉的活动受限，并可造成肌肉两端附着点的高张力，进而增粗增厚、钙化骨化，出现所谓的退行性变。

6. 关节周围肌肉正常生物力学的平衡失调，还可以产生其他的一些病理改变（如椎体失稳，脊柱、关节畸形等）。

第二节　肌筋膜激痛点的特征、引传痛及类型

1. 特征　紧绷肌带上可触摸到的结节，并有高度局限化的压痛及特征性的引传痛、局部抽搐反应、自主神经现象，以及肌肉运动功能障碍（牵拉受限或收缩无力）。

2. 引传痛　即由激痛点所引起的疼痛，但感觉常常在远处。据统计，只有不到30％的肌筋膜激痛点产生的疼痛在局部区域，大部分的疼痛在激痛点的远处。每条肌肉的激痛点都有其特定的引传痛形式。

引传痛区域通常出现在肌腱（肌肉起止点）或邻近区域，这些部位所发现的卫星激痛点是由肌腹的中央激痛点继发而来。而一个区域的引传痛往往不是一块肌肉的激痛点引起，而是多块肌肉的激痛点叠加所致。

3. 类型

（1）在激痛点上施压，患者有指认的熟悉感的剧烈疼痛时称为活动性激痛点；反之为潜伏性激痛点。二者均会引起显著的运动功能障碍，只是程度不同而已。潜伏性激痛点可以由急慢性损伤和神经根病变而被激活，活动性激痛点也可以在休息或缺乏诱因的情况下自动回复到潜伏状态。

（2）依其引起疼痛的原因可分为主要激痛点、卫星激痛点

和关联激痛点。

1）主要激痛点（中央性激痛点）是引起疼痛最根本的原因。

2）卫星激痛点大多出现在主要激痛点的引传区内，也可发生在主要激痛点肌肉的协同肌、拮抗肌上，或与主要激痛点有相同神经源的肌肉上。

3）主要激痛点解决后，卫星激痛点大部分可以消失，但仍有部分因长期代偿、拮抗主要激痛点的肌肉，组织损伤无法自我修复而继续成为致痛原因。

4）一条肌肉上激痛点发生的同时，与它有关的另外的肌肉也产生了激痛点，称为关联激痛点，原因可能是前块肌肉继发的，也有可能是它们受到了同一个伤害源所致。

第三节 辨位治疗

1. 肌筋膜激痛点对针刀诊疗的启示

（1）跳出传统诊断的桎梏，关注肌肉的损伤。尤其是肌腹激痛点的诊察，附着性激痛点大多是卫星激痛点，肌腹的激痛点解决后，起止点的激痛点大部分会消失。

（2）打破传统手法，针刀以突破紧张的肌筋膜为度。

（3）治疗肌腹，切刺肌筋膜，不强求到骨面，患者的痛苦会减少很多。

2. 肌筋膜激痛点的辨位诊疗

（1）参透肌肉的动态解剖（肌肉的起止点和功能）。

（2）熟悉肌筋膜激痛点的引传痛形式。

（3）动态诊疗方法

1）了解发病原因（急慢性损伤的动作或姿势），分析可能受到损伤的肌肉。

2）诊疗时要病人重复损伤的姿势，或能引发疼痛及功能障碍的动作，判断是哪些肌肉参与和控制此种动作，由此分析有可能受到损伤的肌肉，并在此体位下去触诊激痛点，并对激痛点进行治疗，然后要患者重复上述姿态或动作，去验证治疗效果，并寻找新的激痛点。

3）动态下，肌肉被牵拉，静息状态下已经短缩的肌小节无法伸展到正常的长度而更紧绷，引发渐增的剧痛，激痛点更易触诊；肌肉或自主收缩或阻抗收缩，收缩功能已经减弱了的肌小节，当对着固定的阻抗力时更无力收缩会越发紧张，触痛也越明显。

（4）触诊技巧：下面三种方法可以触诊到紧绷肌带，然后在紧绷肌带上去仔细按压、拨动，寻找点状硬结及压痛，并要注意硬结的范围、形状、层次和活动度。

1）平滑式触诊：以指腹稍用力推按病患皮肤及肌肉（与肌纤维平行）可以感觉到紧绷肌带和结节从指下滑过，并伴随有患者指认的疼痛，或见与肌纤维走行方向一致的抽搐。适用于表浅的肌肉。如前臂桡侧肌群、股四头肌群等。

2）钳捏式触诊：将肌腹抓握在拇指与其他手指之间拿捏拨动，可以感觉到紧绷肌带在指下滚过。适用于能捏起来的肌肉，如：胸锁乳突肌、斜方肌、肱二头肌等。

3）深部式触诊：深部的肌肉无法平推和拿捏时，以指尖在局部朝特定方向用力按压并尝试拨动，可以感觉到紧绷肌带和小结从指尖下滑过，并有患者指认的压痛。

4）如何判断紧绷肌带里的激痛点

① 按压拨动时患者出现剧烈的疼痛，甚至惊跳现象。

② 在紧绷肌带上触摸到块状或圆形的硬结。

③ 拨动时，有与肌纤维方向一致的抽搐反应。

第四节　纳米寸劲针刀操作技术

大量临床实践证明：纳米寸劲＋逐层弹刺针刀操作技术是解除肌筋膜激痛点的好方法。澳大利亚吴才华博士在多年临床实践和不断研究的基础上，将传统繁杂的针刀操作手法简单化、精细化、人性化，在实现有效性和安全性的同时，首创"纳米寸劲无痛针刀治疗技术"，实现了针刀疗法简便安全、无痛绿色的飞跃。张瑾教授在吴博士人性化理念的启发下，多年前开始探索逐层弹刺针刀操作技术。

"纳米寸劲"由香港著名导演徐小明感受了吴才华博士的针刀治疗后为之命名（图9-3）：

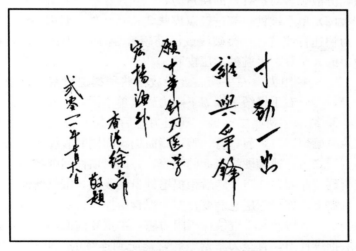

图9-3　著名导演徐小明为针刀医学题词

"纳米"是一个长度单位，即毫微米，在此形容针刀在病变组织中行进的距离十分微小。

211

　　"寸劲"本是中国武术"咏春拳"中的一种特殊的发力方式，即距离攻击目标很近，或者动作即将完成的瞬间，才突然加速收缩肌肉发出短促、刚脆的爆发力量。寸，乃方寸之间。寸劲实际上就是中国传统武术中，通过内外兼修，使意念力、呼吸力、运动力集中的一种武术劲力的表现方式，看似简单平淡的一击，却足以产生致命的杀伤力。在针刀治疗中借鉴寸劲的发力理念，以瞬间的弹性爆发力突破肌筋膜激痛点，从而对病灶产生较大的损毁力，又不会损伤正常组织。

　　具体操作如下：

　　1. 快速进针

　　（1）双手持针，露出针尖约 1cm，离进针点皮肤 2～3mm 处，肌肉突然收缩发力快速直线进针（突破浅或深筋膜），左手拇食指卡住针身控刀的同时，双手大鱼际、手腕处撞压皮肤，分散患者对进针点的注意力。

　　（2）单手进针：离进针点皮肤 2～3mm 处，肌肉突然收缩发力快速直线进针（突破浅或深筋膜），停顿控刀的同时，持刀手的大鱼际、手腕处撞压皮肤。

　　2. 轻探阻力　左手拇、食指放松并稍提退针身，再捏住针身，协同右手轻缓下探刀下阻力感（单手同）。

　　3. 纳米寸劲逐层突破　遇阻力感后，屏息静气，束全身之意念凝聚刀口，肩、臂、腕、指肌肉瞬间同时收缩，发出短促直线之力，速刺硬结紧绷的筋膜，并同时惯性回弹控刀，常能听到"咔嚓"一声。随后稍提退针身到浅层，继续前面动作一至数下。如果深层有病变，左手拇食指捏住针身，可再往下轻轻挤压，协同右手继续探压阻力感，再重复前面动作，如此逐层推进针刀，直至刀下落空，常能听到连续的"咔嚓"声。发力要点：顿促集中，惯性回弹，手腕绷紧平直勿摇动，保证力度呈直线而非弧线。

　　以上操作根据触诊激痛点的层次、范围和刀下的感觉，可直刺、斜刺和平刺，操作过程中双手（指、腕、前臂）尽量紧密接触甚至撞压患者皮肤，分散患者对疼痛的注意力。疗程中，根据患者病情和耐受度以及医生操作手法的熟练程度，可先期治疗浅层病变，中后期再治疗中深层病变，或者每次治疗由浅入深，逐层切刺，直至到骨面切刺硬结。

特点：①无痛：寸劲速刺，如子弹穿过，快速无感；纳米逐层推进，瞬间碰到的感受器少；撞压皮肤，分散感觉。②减压减张快：强烈瞬间的爆发力如锤击西瓜，迅速击散紧绷的肌小结。③安全：左手固定针身控制进刀深度，先探刀下和患者感觉，再纳米突破，弹性回控，不损伤正常组织。④灭活激痛点立即见效。

附：动态选点，快速突破

运动状态下寻找病灶时，可以按到明显的索条，患者自觉酸痛的感觉非常明显，甚至难以忍受，医生手下有明显的索状物被拉动。

所谓运动状态下，就是根据患者的临床症状，大致判断哪些地方有问题，医生将手放在该部位，让患者活动，活动到最难受的体位，在手下可以感觉到某块肌肉的某个索条紧张甚至绷起，按压这个索条找到酸痛处，手压之，推拨，或让患者在一定幅度内活动，痛感倍增。医生可以观察患者的表情，其痛苦之状难以掩饰。摸准条索的位置深浅，在皮肤上做个标记。当然，有时候也采用被动活动，如摇晃患者肢体，锁定病灶处。

定点后，准确捏压住索条，选用直径为 0.6mm 或 0.4、0.3mm 的汉章牌针刀，双手持针，用干棉球或小纱布垫住左手拇食二指，捏住针体尖端，两指腹下压皮肤使之绷紧，右手捏住针柄，手腕用力，快速刺入皮肤，患者没有疼痛不适的感觉，若用湿棉球或在皮肤消毒液未干时操作，患者常有刺激疼痛，是酒精或消毒液引起的。

探准索条表层时，针下有硬韧的阻挡感。医者需静心、屏气、运气于手，骤然发力刺穿索条中间最压痛的部位。有时发出"嘣"的刺破硬壳的响声，更多时候，针下发出"嘎吱"、"滋拉"等声响，是针刀刺过有一定厚度的变性软组织时发出的声音。针刀刺穿硬索，手下自觉空虚无阻力，快速拔针。

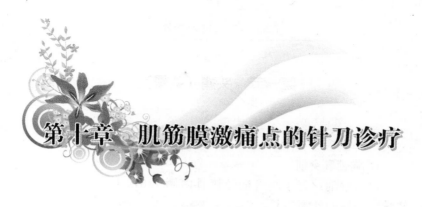

第十章　肌筋膜激痛点的针刀诊疗

　　肌筋膜激痛点是引起运动功能障碍类疼痛的原因，而要辨别诊断出肌筋膜激痛点并非易事，因为压痛点≠肌筋膜激痛点。熟悉肌肉引传痛的形式是我们诊断的关键。每条肌肉的肌筋膜激痛点都有其特定的引传痛形式，但并非所有肌筋膜激痛点的引传痛都在激痛点的局部，这种几率只有不到 30%，大部分情况下患者感觉疼痛的部位都在激痛点的远处。

　　分析后发现肌筋膜激痛点引传痛形式有如下规律：

　　1. 肌筋膜激痛点局部区域。

　　2. 肌肉的起止点，一般引传痛到止点（远端）的比起点（近端）的多见。

　　3. 引传痛到其协同肌或拮抗肌上。

　　4. 通过影响相邻神经引传。

　　5. 其他无法解释的引传痛形式。

　　临床往往是通过患者主观疼痛区域来分析判断受损肌肉和其激痛点，当然这一定是要在熟悉每条肌肉激痛点引传痛形式的基础上才能实现。现就患者主观疼痛区域，及有可能引起该区域疼痛的肌肉的解剖、激痛点、引传痛形式及无痛针刀的操作，分述如下。

第一节　头痛（头晕）

一、前头痛

1. 胸锁乳突肌

（1）解剖：起于胸骨柄及锁骨内侧 1/3，止于乳突外侧、枕骨上项线的外侧半部。

1）神经：由副神经支配。胸锁乳突肌浅层后缘中点为颈丛皮支出口（枕小神经、耳大神经、颈横神经、锁骨上神经），前缘有面神经颈支；深层有颈袢（C_{1-3} 前支支配颈前群肌）、迷走神经（发出喉上神经、喉返神经）、颈交感干（颈上、中、下神经节，后者与 T_1 神经节融合，称星状神经节）、膈神经经过。

2）血管：颈动脉、椎动脉。

（2）功能：单侧收缩扭头并抬头，双侧收缩低头屈颈，并控制头部往后移动。

（3）激痛点

1）胸骨头下端附着性激痛点引传疼痛至胸骨上部，中端激痛点引传到颜面、眼眶、咽喉等，并伴随眼、鼻、喉、耳等五官症状；上端激痛点引传痛至后枕及头顶。

2）锁骨头中端激痛点引传痛至前额，上端激痛点引传痛至耳后及耳朵深部。这些激痛点有时引起难以定位的同侧及臼齿的疼痛，并引起位置性眩晕恶心（该肌是人体头部本体感觉性定向力的主要肌肉来源之一）。

3）胸锁乳突肌上、中段激痛点也有在局部引传的，引起侧颈部位的疼痛。

（4）针刀治疗：仰卧位，头稍转向对侧。该肌位置表浅，下面有重要神经、血管和脏器（覆盖肺尖部的胸膜突入颈根部高出锁骨内侧 1/3 段上缘 2～3cm，正位于胸锁乳突肌下段的后方）。针刀直径宜小于 0.6mm，操作宜浅刺控刀，或由内向外侧斜刺，或捏起来刺，先探后刺，回弹控刀，突破肌筋膜即可，不可盲目深入。

2. 头半棘肌

（1）解剖：起于 C_{4-6} 关节突及 T_{1-6} 横突，止于枕骨上项线。

（2）功能：仰头并协助侧弯和旋转。

（3）激痛点：患者低头 45°，第 1、2 激痛点分别位于颅底正中旁开 1～2cm 和 C_2 棘突旁，引传痛至颞部及眼眶上方，可卡压枕大神经引起枕部，甚至头顶的灼痛、麻木等，第 3 激痛点位于 C_{3-4} 棘突旁，引传痛至枕部。

（4）针刀治疗：第 1 激痛点对着颅底方向刺，第 2 激痛点针刀斜向内侧对着分叉的 C_2 棘突旁刺，第 3 激痛点在棘突正中旁开 3cm 以上进针，针刀稍斜向内侧，纳米逐层弹刺，先突破斜方肌、下位的头夹肌，再到头半棘肌，不强求到骨面，以防进入椎板间隙突入椎管，酿成重大事故。

3. 额肌　激痛点在眉毛内侧端的上方，引传痛至同侧额头，以平滑式触诊可触及点状压痛，针刀浅层突破 1～2 下。

4. 颧大肌　激痛点靠近口轮匝肌端，以与肌纤维方向垂直的平滑式触诊可触及，沿鼻外侧向上引传痛至额部。针刀向颧骨方向突破 1～2 下，不强求到骨面。

5. 枕下肌群

（1）解剖

1）头后小直肌：起于寰椎后结节，止于下项线。

2）头后大直肌：起于枢椎棘突，止于下项线外侧 1/2。

3）头上斜肌：起于寰椎横突，止于上下项线之间的外份。

4）头下斜肌：起于枢椎棘突，止于寰椎横突。

后三肌围成枕下三角，有椎动脉穿过。

（2）功能：上下点头、旋转，侧弯头部。

（3）激痛点：枕后的激痛点引传至颞部、眼眶、前额，可引起眩晕。注意该区域的激痛点与其浅面的头半棘肌、斜方肌、头夹肌附着性激痛点相关联，并可以是它们的卫星激痛点。

（4）针刀治疗：对于头痛头晕的患者，首先要治疗这组肌群后面浅层肌肉的激痛点，浅层的激痛点解决后，深层的激痛点可能被灭活，或显现出来，此时需要针对深层的激痛点进一步治疗。或许被灭活或许才能反映出来。松解头后大直肌、头上斜肌，针刀先到颅骨面再贴着骨面稍往前摸索，行纳米弹刺，突破紧张的肌筋膜即可。头下斜肌激痛点，低头并转向患侧较容易触及，在此体位针刀首先突破头夹肌，然后是头下斜肌，不强求到骨面。

二、侧头痛

1. 斜方肌

（1）解剖：起于胸椎以上的后正中线（所有胸椎棘突、项韧带、枕外隆突），止于锁骨外侧方、肩峰和肩胛冈。

（2）功能：使头颈后仰、侧屈，肩胛骨上提、下降、上回旋和后缩，拉锁骨往后。

（3）激痛点：斜方肌是人体最常被激痛点所困扰的肌肉。

1）第 1 激痛点位于上斜方肌与中斜方肌纤维交界处的前缘，引传痛到颈部后外侧、乳突，严重时可延伸至整个侧头部，集中在颞部及眼眶后，有些延伸到下颌角和后枕部，是所谓紧张性头痛最主要的原因，还可引起位置性眩晕。此激痛点与肩胛提肌、后斜角肌激痛点相关联。

2）第 2 激痛点位于第 1 激痛点的后面稍外侧（相当于肩胛骨内上角尖部），引传痛与第 1 激痛点类似但稍后，与深面的肩胛提肌激痛点关联。

3）第 3 激痛点位于下斜方肌靠近肩胛脊柱缘，向上引传痛到颈后，直至颅底及肩胛骨上方、肩胛骨之间的区域。

4）第 4 激痛点位于肩胛冈内侧或稍下方，引传痛在肩胛内侧缘。

5）第 5 激痛点位于中间纤维的任何部位，往内侧引传表浅性灼热痛，集中在局部及 $C_7 \sim T_1$ 的棘突之间。

6）附着性激痛点：枕外隆突下方、$C_2 \sim T_1$ 棘突旁、肩胛冈等，尤其枕外隆突下方和 C_2 棘突旁的紧绷带，可能会对枕大神经造成卡压而致头痛、头麻。

（4）针刀治疗：中央性激痛点位置表浅，无需深刺，但可以根据硬结范围和患者的耐受程度多方向斜刺；由于附着性激痛点长期代偿，经常不会因为中央性激痛点解除而完全消失，所以后期仍需治疗，棘突旁激痛点针刀斜向内侧，对着分叉的棘突旁，颅底激痛点针刀向颅底方向，均纳米逐层突破，不强求到骨面，注意深度。

2. 颞肌

（1）解剖：起于下颌骨冠状突，止于颞骨。

（2）功能：闭合下颌，缩下颌骨；单侧收缩下颌骨往同侧移动。

（3）激痛点：在颞肌肌腹及肌腱可出现数个激痛点，可引起颞部的头痛、牙痛，并可延伸到眉毛区、上颌及颞下颌关节。

（4）针刀治疗：局部切刺 1～3 下。

3. 头后大直肌　如前所述。

4. 头下斜肌　如前所述。

5. 头夹肌和颈夹肌

（1）解剖：头夹肌起于下半部颈椎到 T_3 或 T_4 棘突中线，止于乳突及附近的枕骨，胸锁乳突肌附着处的下方。颈夹肌起于 T_{3-6} 棘突的中线，止于 C_{1-2} 横突的后结节。

（2）功能：两侧同时作用伸直头部与颈部，单侧作用则使头颈部旋转并抬头。

（3）激痛点

1）中央性激痛点：头夹肌激痛点位于斜方肌边缘相当于 C_2 棘突水平，头旋转至同侧更易触及，引传痛至头顶；颈夹肌激痛点在斜方肌深面肩胛提肌内侧平 C_7 水平，引起颈肩转角处疼痛。

2）附着性激痛点：头夹肌在乳突后方上、下项线之间，颈夹肌在 C_1、C_2 或 C_3 横突后方，引传痛均投射至枕部，广泛分布于头部、眼窝后方。

（4）针刀治疗：头夹肌中央性激痛点操作与头半棘肌基本相同，只是层次更浅，附着性激痛点针刀往颅底方向突破，可以到骨面。颈夹肌在横突部位的激痛点操作手法宜轻巧，先探后刺，不强求到骨面，部分患者在 C_1 横突上的粘连明显，可以在骨面铲切，但弧度宜小，勿伤椎动脉。

6. 头最长肌

（1）解剖：起于颈椎末 3～4 节关节突及胸椎上 4～5 节横突，止于乳突的后缘及附近的颅骨。

（2）功能：伸头颈，可使颈部侧弯至同侧，转向同侧。

（3）激痛点：在头、颈夹肌的前外侧，相当于 C_3 水平，层次较深不容易触及，引传痛集中在耳朵附近，或就在其后下方。此疼痛可沿颈部往下延伸一小段距离，亦可能包含眼睛后方的眼眶周围区域，与头、颈夹肌激痛点相关联。

（4）针刀治疗：先突破浅层头、颈夹肌，再到深层头最长肌。往往在头、颈夹肌的激痛点去除后，该肌激痛点才能反映出来。

三、后头痛

1. 斜方肌　如前所述。

2. 胸锁乳突肌　如前所述。

3．头半棘肌　如前所述。

4．枕下肌群　如前所述。

5．颞肌　如前所述。

6．枕肌　激痛点位于上项线上方正中线旁开4cm，引传痛至后头顶和同侧眼窝。针刀浅层突破1～2下。

7．帽状腱膜　长期头痛患者，在头顶帽状腱膜，尤其百会穴区域有明显的激痛点，针刀浅层突破或斜刺。

第二节　后颈、侧颈痛

后颈、侧颈痛可以是远处的激痛点引传出现，也可以是局部肌肉存在激痛点引发。在患者指认的疼痛部位从椎枕区域到C_{2-7}棘突旁至横突区域，常能触诊到明显的激痛点，由浅入深可为多块肌肉激痛点的叠加，所以了解颈椎肌肉的解剖层次，对于辨别指认激痛点非常重要。

1．斜方肌　如前所述。

2．头夹肌、颈夹肌　如前所述。

3．头最长肌　如前所述。

4．胸锁乳突肌　如前所述。

5．多裂肌

（1）解剖：起于横突（颈椎为关节突），跨越2～4节脊椎，止于棘突。

（2）功能：脊柱侧弯、旋转。

（3）激痛点：在棘突至下位横突间深层可触及，颈多裂肌引传至枕下，并沿颈部往下至肩胛骨脊柱缘上段。胸腰多裂肌引传区域在激痛点局部。$L_2 \sim S_1$激痛点可引传至腹部。

（4）针刀治疗：多裂肌激痛点的深层是椎板，定位应先定关节突，或肋横突关节。颈多裂肌治疗定点在后正中线旁开3～5cm，针刀与皮肤平面垂直（即关节突骨面垂直）进入，由浅入深，由外向内纳米逐层弹性突破到关节突骨面（因颈椎关节突呈叠瓦状，为安全区域），再稍提针身，往内侧纳米切刺多裂肌。腰多裂肌操作定点在棘突旁开 2～3cm 处，操作同上。胸段多裂肌操作应先定肋横突关节，针刀向内侧逐层深入，不强求到骨面。注意多裂肌层次深，操作务求精细谨慎，以防误入椎管。

6. 肩胛提肌

（1）解剖：起于肩胛内上角及脊柱缘上段，肌纤维扭转，分别止于 C_{1-4} 横突。

（2）功能：单侧收缩使肩胛骨上提、上回旋，头侧屈、回旋，双侧收缩伸颈。

（3）激痛点：位于颈部转角处，斜方肌前下缘，耸肩易触及，附着性激痛点位于肩胛内上角尖端，引传痛集中在颈部肌纤维扭转缠绕处及肩胛骨的脊柱缘，也可投射到肩关节后侧。

（4）针刀治疗：针刀稍向内后方向突破紧张肌筋膜，深层有肺尖，不要强求到骨面。

7. 冈下肌

（1）解剖：起于肩胛骨冈下窝，止于肱骨大结节。

（2）功能：使上臂在肩胛盂内外旋、内收。

（3）激痛点：靠近肩胛冈的激痛点引传痛集中在前三角肌的深部及肩关节，往下延伸至上臂及前臂的前面与侧面，有时还包含手部的桡侧半边，疼痛有时往上引传至枕骨下部及颈后。靠近肩胛骨脊柱缘的激痛点引传痛在菱形肌附近。此肌损伤不能做往后面裤兜拿物品的动作。

（4）针刀治疗：大部分突破肌筋膜即可，与骨面无粘连。但也有部分与骨面粘连，该肌深层治疗酸胀感强烈，术后反应大，治疗时寸劲力度要加大，切刺速度要快，并且注意不要切刺太多。

第三节 肩 痛

一、肩前痛

1. 三角肌

（1）解剖：前、中、后部纤维分别起于锁骨、肩峰、肩胛冈，止于肱骨三角肌粗隆。

（2）功能：上臂前屈、内旋、外展、外旋、后伸。

（3）激痛点：激痛点范围较广，但一般只在局部区域引传，有时会牵涉到上臂，引起功能障碍。前、中肌腹激痛点引传痛集中在三角肌外侧区域及上臂，后肌腹激痛点引传痛在局部，有时会牵涉到上臂。

（4）针刀治疗：突破肌筋膜，有时与深层滑囊激痛点重叠，所以根据手下感觉达深层滑囊松解。

2. 冈下肌 如前所述。

3. 冈上肌

（1）解剖：起于冈上窝，止于肱骨大结节。

（2）功能：上臂外展。

（3）激痛点：中央性激痛点在肩胛冈上，引起肩部深在的疼痛，并延伸至上臂到前臂，有时在肱骨外上髁处，附着性激痛点在肩峰下方，疼痛在局部引传。

（4）针刀治疗：中央性激痛点进针后稍向后突破，不强求到骨面。

4. 斜角肌

（1）解剖：前斜角肌起于C_{3-6}横突前结节，止于第一肋斜角肌结节；中斜角肌起于C_{2-7}横突后结节，止于第一肋骨头；后斜角肌起于C_{5-7}横突后结节，止于第二肋骨侧面，前斜角肌前面被胸锁乳突肌覆盖，下段与中斜角肌之间有臂丛神经穿出，前方有颈动脉、迷走神经伴行。后斜角肌后面被肩胛提肌、斜方肌所覆盖。

（2）功能：单侧收缩使颈侧屈，头侧屈并斜向前，双侧收缩使头颈前屈，并为呼吸辅助肌。

（3）激痛点：胸锁乳突肌锁骨头后缘往内侧可触到前斜角肌激痛点；横突后结节可触到中斜角肌激痛点；中斜角肌后方，斜方肌与肩胛提肌深面可触摸后斜角肌激痛点（与上述二肌激痛点重叠，不容易触到）。

引传痛从胸廓出口向前、侧、后引传。前面可传到前胸（左侧易误诊为冠心病），侧方朝下至上臂前后、前臂桡侧，可至拇、食指处。后方至肩背内侧。前、中斜角肌的紧绷带会造成臂丛神经的卡压，引起前臂、手指，尤其是尺侧的麻木、刺痛，阻碍淋巴管的回流，出现手部的水肿。

（4）针刀治疗：仰卧位，头转向对侧。操作一定要轻巧，先探阻力感和患者感觉，再纳米弹性切刺。中斜角肌治疗针尖稍往外靠（避开臂丛），前斜角肌针尖稍向上（避开胸膜顶），若出现麻电感立即回抽，不强求到骨面，以使用直径小于0.6mm的针刀为宜。后斜角肌治疗要逐层突破斜方肌、肩胛提肌激痛点才能到位，往往在C_6横突上面或深达横突骨面，针刀一定要根据手感逐层纳米切刺，切不可盲目。

5. 胸小肌

（1）解剖：起于第3～5肋骨前面，止于喙突。

（2）功能：使肩胛骨下降、前伸和下回旋，提肋助吸气。

（3）激痛点：手指抵住腋窝顶端，从胸壁将胸小肌和胸大肌捏起，在胸壁前方触诊胸小肌激痛点。胸小肌痉挛可以卡压后方的臂丛和动静脉，所以引传痛除在前三角肌范围外，还可涉及整个上肢前面尺侧。喙突下面附着性激痛点可卡压尺神经引起尺侧手指麻木。

（4）针刀治疗：左手捏起胸小肌离开胸壁，右手持针刺入突破肌筋膜即可，不要到骨面。

6. 胸大肌

（1）解剖：起于锁骨内侧半、胸骨和上6肋骨前面及腹直肌鞘前壁上部。止于肱骨大结节嵴。分为：锁骨部、胸骨部、肋骨部、腹部。

（2）功能：使上臂屈、内收和内旋，并可提肋助呼气。

（3）激痛点：锁骨部激痛点除引传痛到三角肌外还可拉锁骨向下向前而使胸锁乳突肌受累产生激痛点；胸骨部激痛点引传到前胸并有紧缩感，容易与心绞痛相混淆，还可下传到手臂内侧（肱骨内侧髁）；肋骨部的激痛点会导致乳房的压痛和乳头的过度敏感。

（4）针刀治疗：先探后刺，纳米突破肌筋膜即可，勿过深，以免刺入胸腔。

7. 肱二头肌

（1）解剖：长、短头分别起于肩胛盂上缘和喙突，长头经过结间沟，双头肌腹合并止于桡骨粗隆。

（2）功能：屈肘，协助屈上臂。

（3）激痛点：在肌肉中段，引传到肩前部表层性疼痛，有时至肘前区。附着性激痛点在结节间沟（长头）和喙突外下（短头）。

（4）针刀治疗：中央性激痛点注意不要过深，突破紧张的肌筋膜即可。附着性激痛点勿切刺过多，以免造成较大的术后反应。

8. 喙肱肌

（1）解剖：起于喙突尖，止于肱骨中段。

（2）功能：屈曲和内收上臂。

（3）激痛点：在腋窝肱二头肌短头肌腹后下方前臂内收触诊激痛点，引传至前三角肌并往下至上臂、前臂后面及手掌背面。

（4）针刀治疗：内侧有臂丛，摸到激痛点浅层突破。

9. 背阔肌

（1）解剖：起于下6位胸椎和全部腰椎棘突、骶中嵴、髂嵴后部及下3肋骨侧面，止于肱骨小结节嵴。

（2）功能：使上臂伸、内收和内旋，协助吸气。

（3）激痛点：上臂上举外旋触摸上方激痛点，位于腋窝下后方大圆肌外侧、引传到肩胛下角、肩膀后方，并延伸到整个上肢的尺侧（包括无名指、小指）。下方激痛点引传到肩前及下侧腹部，与下后锯肌激痛点有重叠。

（4）针刀治疗：浅层突破。

二、肩后痛

1. 三角肌　　如前所述。

2. 斜角肌　　如前所述。

3. 冈上肌　　如前所述。

4. 背阔肌　　如前所述。

5. 斜方肌　　如前所述。

6. 肩胛提肌　　如前所述。

7. 大圆肌

（1）解剖：起于肩胛下角的内侧，止于肱骨结节间沟的内缘。

（2）功能：协助内收、内旋，以及伸直已在屈曲姿势下的手臂。

（3）激痛点：在肩胛骨外侧缘，引传至三角肌区域及肱三头肌长头区域，或前臂后面。

（4）针刀治疗：针尖稍向上逐层突破落空即出，勿过深。

8. 小圆肌

（1）解剖：起于肩胛骨背侧靠近腋下缘，止于肱骨大结节最低压痕上。

（2）功能：使上臂在盂肱关节处做外旋的动作，加强肱骨头的稳定性。

（3）激痛点：在肩胛骨腋下缘，引传痛集中在三角肌区域。常与冈下肌的激痛点一起激活。

（4）针刀治疗：浅层治疗同大圆肌。部分患者小圆肌深层与肩胛骨边缘粘连，此处切刺针尖稍向内侧探刺，弧度宜小，不要滑出骨面。

9. 肩胛下肌

（1）解剖：起于肩胛下窝，止于肱骨小结节。

（2）功能：上臂内收、内旋，并稳定肱骨头。

（3）激痛点：肩胛骨外侧缘的激痛点可使上臂外展外旋，从肩胛骨的前面触摸；肩胛骨内侧缘的激痛点可在患侧在下的侧卧位姿势，由肩胛骨的脊柱缘往内触摸，引传痛至肩部及上臂的后侧，甚至到达腕背。活动性激痛点使上臂外展受限，无法伸到对侧腋下，常被诊断为"肩周炎"，也是偏瘫患者肩部疼痛及功能障碍，甚至半脱位的主要原因。

（4）针刀治疗：在检查激痛点的体位下，针刀往肩胛下窝方向弹性切刺。

10. 肱三头肌

（1）解剖：长头起于肩胛骨盂下结节，外侧头起于肱骨体后面桡神经沟外上方，内侧头起于桡神经沟内下方，三头合成一个肌腹，以其腱止于尺骨鹰嘴。

（2）功能：后伸、内收上臂，伸肘。

（3）激痛点：长头中央性激痛点在长头越过大圆肌再往下方几厘米处，钳捏式触诊可触及，往上引传痛到上臂后侧、肩后，有时达斜方肌，往下至前臂背侧，长头的附着性激痛点在上臂充分外展，肩胛盂的下方可触及；外侧头激痛点在外侧缘肌腹中央桡神经沟的上方，引传痛在局部，其紧绷带可卡压桡神经致桡侧前臂、腕、指的麻木；内侧头第1激痛点在内侧头远端的外侧缘，距肱骨外上髁4～6cm，引传痛至肱骨外上髁，第2激痛点位于内侧头远端的内侧缘，肱骨内上髁的上方，引传痛至内上髁、前臂内侧及第四、五指，其紧绷带可卡压尺神经至尺侧手指麻木。远端附着性激痛点可引起鹰嘴突疼痛。

（4）针刀治疗：掌握深度，纳米逐层弹刺，尤其在桡、尺神经附近操作，弧度宜小，动作宜轻。

第四节　上　臂　痛

一、上臂前面痛

1. 斜角肌　如前所述。

2. 肱三头肌　如前所述。

3. 三角肌　如前所述。

4. 冈上肌　如前所述。

5. 肱二头肌　如前所述。

6. 肱肌

（1）解剖：起于肱骨前面下半部，止于尺骨冠状突，覆盖桡神经沟下段。

（2）功能：屈肘。

（3）激痛点：前臂旋后屈肘30°～45°，在肱二头肌桡侧深面触及激痛点。上端激痛点与肱二头肌有重叠，往上引传痛到上臂前面，下端激痛点主要引传痛在拇指（影响桡神经），或至肘、腕关节前面。

（4）针刀治疗：突破紧张的肌筋膜即可，勿伤深层的桡神经。

二、上臂后面痛

1. 斜角肌　如前所述。

2. 小圆肌　如前所述。

3. 大圆肌　如前所述。

4. 肱三头肌　如前所述。

5. 冈上肌　如前所述。

6. 三角肌　如前所述。

7. 背阔肌　如前所述。

8. 肩胛下肌　如前所述。

第五节　前臂及腕痛

一、前臂及腕前面痛

1. 掌长肌

（1）解剖：起于肱骨内上髁，止于三角形的掌腱膜和横腕韧带。

（2）功能：使手掌凹成杯状，屈腕。

（3）激痛点：中央性激痛点在肌腹中部，附着性激痛点在肌腱部位，引传集中在手掌中央的一种表层刺痛，可延伸到拇指的基部和手掌的远端皱痕，但不到手指，溢出疼痛可延伸到前臂下段，附着性激痛点之紧绷带可卡压正中神经，引起掌心和中间 3 指的麻木。手部过度抓握可活化。

（4）针刀治疗：浅层突破 1～3 下，附着性激痛点深层有正中神经，手法宜轻巧，先探后刺。

2. 旋前圆肌

（1）解剖：肱骨头起于肱骨内上髁近侧端，尺骨头起于尺骨喙状突的内侧，止于桡骨外侧，前臂正中。

（2）功能：主臂旋前，协助屈肘。

（3）激痛点：引传痛到达手掌桡侧掌面的深处，可卡压正中神经。

（4）针刀治疗：浅层突破 1～3 下，手法宜轻巧，勿伤正中神经及肘动脉。

3. 拇长屈肌

（1）解剖：起于桡骨，止于拇指末端指节基部。

（2）功能：屈拇指并内收。

（3）激痛点：引传痛至拇指。

（4）针刀治疗：浅层突破 1～3 下。

4. 拇对掌肌

（1）解剖：起于大多角骨和屈肌支持带，止于第一掌骨。

（2）功能：大拇指触碰无名指及小指指尖。

（3）激痛点：引传痛在拇指和手腕的基底部。

（4）针刀治疗：此处痛觉敏感，浅层快速突破 1～3 下。

5. 桡侧腕屈肌

（1）解剖：起于肱骨内上髁，止于第二与第三掌骨头的基底部。

（2）功能：屈腕、桡偏。

（3）激痛点：在前臂掌面约中段，桡侧屈腕可触及，引传痛往前臂下段及腕前稍偏桡侧，可卡压正中神经。

（4）针刀治疗：浅层突破 1～3 下，勿伤深层神经血管。

6. 尺侧腕屈肌

（1）解剖：起于肱骨内上髁，止于豌豆骨。

（2）功能：屈腕及尺偏。

（3）激痛点：在前臂掌面约中段，尺侧屈腕可触及，引传痛到腕前尺侧，可造成尺神经的卡压。

（4）针刀治疗：同桡侧腕屈肌。

7. 指浅屈肌、指深屈肌

（1）解剖：浅肌起点有肱骨肌头、尺骨肌头、桡骨肌头，深肌起于尺骨前面近端 3/4 处及其内侧和背侧面，四条肌腱分别走向 2～5 指，浅肌过掌指关节后，每条肌腱分裂为两条绕行于屈指深肌两边，止于近端指节的两侧；深肌肌腱分别止于每个手指的末端指节。

（2）功能：屈指。

（3）激痛点：位于肌腹，与浅层腕屈肌激痛点有重叠，引传通到相应的手指，可造成正中神经和尺神经的卡压。

（4）针刀治疗：先突破浅层屈肌激痛点，再到深层，突破紧张肌筋膜，不强求到骨面，手法宜轻巧，勿伤深层神经血管。

二、前臂及腕后面痛

1. 桡侧腕长伸肌

（1）解剖：起于肱骨外上髁上嵴，止于第二掌骨基底桡侧背。

（2）功能：主要为伸腕、桡偏，协助屈肘。

（3）激痛点：在前臂背侧约中段桡侧伸腕可触及，引传痛及压痛到外上髁，前臂背侧及"鼻烟窝"（病人常称为"拇指"处）。

（4）针刀治疗：浅层突破1～3下。

2. 桡侧腕短伸肌

（1）解剖：起于肱骨外上髁，止于第三掌骨基底桡侧背。

（2）功能：主要为伸腕、协助桡偏。

（3）激痛点：在桡侧腕长伸肌尺侧，桡侧伸腕可触及，引起腕部后面痛，是腕背痛最常见的原因。其近端附着性激痛点（近端强大的肌腱膜形成的筋膜桥）可卡压桡神经深支。

（4）针刀治疗：浅层突破1～3下，附着性激痛点治疗，手法宜轻巧，勿伤桡神经。

3. 指伸肌

（1）解剖：起于肱骨外上髁，手指近端指节背面。

（2）功能：伸腕、伸指。

（3）激痛点：在前臂背侧上段，腕背伸可触及，疼痛引传至第三、四指，并向下溢传至前臂背侧。中指伸肌的激痛点是最常见的病因。无名指伸肌激痛点亦可将疼痛引传至外上髁，两个激痛点以触拨时引起相应手指的抽搐弹跳来区分（图10-48）。

（4）针刀治疗：浅层突破1～3下。

4. 尺侧腕伸肌

（1）解剖：起于肱骨外上髁。止于第五掌骨基底部尺侧缘。

（2）功能：伸腕、伸指、尺偏。

（3）激痛点：在前臂背侧上段，尺侧伸腕可触及，引传痛至腕部尺侧后面。

（4）针刀治疗：浅层突破1～3下。

5. 肱桡肌

（1）解剖：起于肱骨外上髁嵴和外侧肌间中隔（桡神经穿过的远端），止于桡骨茎突。

（2）功能：前臂屈肘，协助旋前。

（3）激痛点：在前臂上段桡侧稍偏前，前臂旋前动作时可感觉激痛点从指下滑过。引传痛到拇指基底部与食指之间的蹼状区（合谷穴），并引传到肱骨外上髁。其附着性激痛点可卡压桡神经引起桡侧手指麻木。

以上三肌都可因为重复性用力抓握而激活激痛点。

（4）针刀治疗：浅层突破1～3下，附着性激痛点须逐层切刺到骨面。

6. 肘肌

（1）解剖：起于肱骨外上髁，止于鹰嘴的侧边及尺骨背面上部。

（2）功能：伸肘，固定。

（3）激痛点：在肱骨外上髁下后方，引传痛到外上髁。

（4）针刀治疗：浅层突破1～3下。

7. 旋后肌

（1）解剖：起于尺骨背侧，绕过桡骨，止于桡骨的腹侧面。

（2）功能：前臂旋后。

（3）激痛点：在桡骨的前面，前臂旋后，肱二头肌肌腱与肱桡肌之间，引传痛在外上髁，也出现在拇指基部（可能与桡神经深支卡压有关）。

（4）针刀治疗：纳米寸劲逐层突破达深层，勿损伤桡神经。

网球肘（肱骨外上髁炎）：大部分伴有功能障碍的网球肘都与下列肌肉的肌筋膜激痛点有关：旋后肌、肱桡肌、桡侧腕长伸肌、桡侧腕短伸肌、指伸肌、肘肌、肱三头肌内侧头外侧下段等。

第六节 上 背 痛

1. 斜角肌 如前所述。

2. 多裂肌 如前所述。

3. 肩胛提肌 如前所述。

4. 背阔肌 如前所述。

5. 斜方肌 如前所述。

6. 菱形肌

（1）解剖：起于下2位颈椎和上4位胸椎的棘突，止于肩胛骨内侧缘。

（2）功能：使肩胛骨上提、后缩和下回旋。两侧收缩使脊柱伸。

（3）激痛点：在菱形肌靠肩胛骨内侧缘，会向肩胛冈内侧辐射。

（4）针刀治疗：先突破浅层斜方肌，再往菱形肌突破，注意深度，勿求到骨面，慎防进入肋间隙。

7. 下后锯肌

（1）解剖：起于 T_{11}～L_2 的棘突，止于最末 4 根肋骨（第9～12肋）。

（2）功能：下拉下位肋骨；单侧收缩可能会旋转下位胸部，而双侧收缩则可能会伸展下位胸廓。

（3）激痛点：在肌腹或肋骨上，局部引传至整个肌肉及其附近。

（4）针刀治疗：纳米逐层突破紧张的肌筋膜，注意点同菱形肌。

第七节　下背及腰痛

1. 臀中肌

（1）解剖：起于髂骨翼外面，止于股骨大转子。

（2）功能：使大腿外展，前部肌纤维收缩协助髋内旋。

（3）激痛点：靠近骶骨的激痛点向腰骶、臀后引传；中部激痛点在股骨大转子直上髂嵴下方，向臀部外下方引传，并溢传至大腿。前侧激痛点引传痛会沿髂嵴回传至骶骨。臀中肌障碍是导致下背痛的常见原因。尽管有时并非主要原因，但也要进行检查以排除可能性。

（4）针刀治疗：后部激痛点部分深层与髂骨面粘连，针刀治疗时逐层突破臀大肌、臀中肌，再到髂骨骨面切刺，其他激痛点治疗突破臀中肌筋膜落空即可，勿强求到骨面。

2. 竖脊肌　棘肌、最长肌、髂肋肌。

（1）解剖：呈长索状纵列于背部正中线两侧，充填于棘突和横突之间的槽沟内。

起点：骶骨背面、髂嵴后部、腰椎棘突和胸腰筋膜。

止点：棘肌止于颈、胸椎棘突；最长肌止于颈、胸、腰椎横突和颞骨乳突；髂肋肌止于肋骨的肋角及 C_7 横突。

（2）功能：一侧收缩使脊柱向同侧屈，两侧收缩，使头和脊柱伸，并协助呼气。

（3）激痛点

1）最长肌：棘突旁开 $2\sim3cm$，相当于关节突位置可触及紧绷肌带和激痛点，主要向下传导。T_{11} 周围的激痛点引传至臀部并溢传至下背部，L_1 椎旁激痛点引传至髂腰部和髂骨部，两种常见激痛点是诱发下背痛的常见因素。针刀进针后先突破浅层肌筋膜，再将针身往外倾斜约 $45°$，刀口向内侧突破深层紧张的肌筋膜，不强求到骨面。

2）髂肋肌：激痛点位置在胸椎及腰椎旁相当于横突位置。T_6 椎旁激痛点可向肩胛骨下部、胸部引传，与心绞痛相似。T_{11} 椎旁激痛点会引传至后背中部，并向上溢传至肩胛骨，向下溢传至髂骨，还可向腹部引传，与内脏疼痛相似。L_1 周围的激痛点向臀中部深层引传，该肌的激痛点通常沿最长肌和多裂肌引传痛，并与前者相关联，是诱发腰背痛的主要因素。针刀治疗与最长肌相同。

3）竖脊肌在下腰部和髂嵴的附着性激痛点：由于长期代偿，经常不会因为中央性激痛点灭活而消除，所以，对于那些长期下腰部、腰骶部疼痛的患者，附着性激痛点的治疗仍然重要。激痛点常出现位置在棘突旁开 $1cm$、$2\sim3cm$、髂后上棘及其内、外侧的髂嵴上。针刀治疗棘突旁的激痛点刀口稍向内侧逐层突破，可至深层关节突或椎板；髂嵴内侧缘刀口稍向外逐层切刺，可突入骶髂关节。

3. 腰大肌和髂肌

（1）解剖：腰大肌起自 $T_{12}\sim L_5$ 椎体侧面和横突，髂肌起自髂窝，两肌相合，经髋关节前内侧腹股沟韧带深面，止于股骨小转子。

（2）功能：近固定时，使大腿屈和外旋。远固定时，单腿站立，一侧收缩使脊柱向同侧屈和旋转；两侧收缩使脊柱前屈和骨盆前倾。

（3）激痛点：在 L_3 横突前方、髂窝上端偏前、髋前腹股沟韧带下方股动脉外侧，主要向下腰部及骶部引传，次要引传区域为大腿前侧。

（4）针刀治疗：只能治疗髋前区激痛点，先触摸股动脉搏动并在体表标示位置，刀口稍向外侧，先探后刺逐层突破，勿伤及股动脉和股神经。

4. 多裂肌　如前所述。

5. 腹直肌

（1）解剖：起于耻骨上缘。止于第 5～7 肋软骨前面及胸骨剑突。

（2）功能：上固定时，两侧收缩使骨盆后倾。下固定时，一侧收缩使脊柱向同侧屈；两侧收缩使脊柱前屈；降肋拉胸廓向下，协助呼气。

（3）激痛点：让患者吸气，屏住呼吸，鼓腹，可较易触及激痛点。上位激痛点会向后背中部引传疼痛，而下位激痛点向下背部引传。若对背部竖脊肌群治疗后腰背痛未缓解，需关注腹直肌引传痛的可能。某些患者出现头颈低垂，骨盆后凸位姿态时，与腹直肌病变有关联。

（4）针刀治疗：先突破浅筋膜进入脂肪层，再弹性切刺深筋膜，勿过深；或左手捏起并握住腹部脂肪和筋膜，右手弹性切刺。

第八节　腰　骶　痛

1. 臀中肌　如前所述。

2. 腹直肌 如前所述。

3. 多裂肌 如前所述。

4. 髂肋肌 如前所述。

5. 竖脊肌在下腰部和髂嵴的附着性激痛点 如前所述。

6. 腰方肌

（1）解剖：起于髂嵴后份，止于第 12 肋内侧半和 L_{1-4} 横突尖。

（2）功能：稳定腰椎，抬臀，一侧收缩脊柱向同侧屈。两侧收缩可伸展腰椎，使第 12 肋骨下降助呼气，并参与维持腹压。

（3）激痛点：最高位的激痛点相当于 L_{1-2} 椎旁横突尖外侧，会向骶髂关节及臀外侧引传疼痛；中位激痛点在 L_3 横突旁，引传区域为骶髂关节；最低位的激痛点在髂嵴上方，向臀部引传疼痛。向骶髂引传的疼痛可导致骶骨软化，从而误诊为骶髂关节问题。

（4）针刀治疗：该肌中上段后面覆盖了髂肋肌，下段后面覆盖有腹内斜肌，位置靠外，较深，针刀由外向内逐层纳米突破硬结，不强求到横突尖、骨面。

7. 臀大肌

（1）解剖：起于髂骨翼外面及骶、尾骨背面，止于臀肌粗隆和髂胫束。

（2）功能：近固定使大腿伸和外旋。上部收缩使大腿外展，下部收缩使大腿内收。远固定一侧收缩使骨盆转向对侧，双侧收缩使骨盆后倾。

（3）激痛点：近骶骨的激痛点引传方式呈新月形，沿骶骨向下传至臀沟。最常见的激痛点位于肌肉远部坐骨结节稍上方，引传至整个臀部并达肌肉深层，故而会出现深层肌肉病变的假象。第三个激痛点在最内下侧，靠近尾骨端，引传在局部。

（4）针刀治疗：靠近骶骨的激痛点，针刀向骶骨方向由肌腹到肌腱逐层突破直到骨面，其他部位层次较浅，无需深刺。

第九节　臀　部　痛

先了解臀部肌肉的立体层次，对于诊断和治疗臀部疼痛尤为重要。

1. 臀中肌　如前所述。

2. 臀大肌　如前所述。

3. 臀小肌

（1）解剖：起于髂骨翼外面，臀中肌的深面，止于股骨大转子。

（2）功能：近固定时，使大腿外展；远固定时，一侧肌肉收缩使骨盆向同侧倾；两侧前部纤维收缩使骨盆前倾。

（3）激痛点：前、中、后侧激痛点，向下引传至大腿、小腿外侧、后外侧及臀部，后者引传区域更靠后，且不会远传至小腿，臀小肌引传特征与坐骨神经痛相似，所以当出现直腿抬高试验阴性时，应首先检查此肌肉以排除受累情况。

（4）针刀治疗：层次较深，突破臀中肌到达臀小肌，有时深达骨面。后部激痛点部分深层与坐骨大切迹上缘骨面粘连，治疗时刀口往上逐层突破达髂骨骨面，再摸索往下到坐骨大切迹上缘切刺，此处神经血管丰富，手法宜轻巧。

4. 梨状肌

（1）解剖：起于第 2～5 骶椎前侧面，止于股骨大转子尖端。该肌把坐骨大孔分成梨状肌上孔及梨状肌下孔。上孔介于坐骨大切迹和梨状肌之间，有臀上神经和血管通过；下孔在梨状肌之下，坐骨棘和骶棘韧带之上，有臀下神经、坐骨神经、股后皮神经和血管等通过。坐骨神经大多经梨状肌下孔穿出骨盆至臀部，部分有解剖变异者则从梨状肌内或上孔穿过。

（2）功能：近固定时，使大腿外展和外旋，远固定时，一侧收缩，使骨盆转向对侧，两侧收缩，使骨盆后倾。

（3）激痛点：激痛点在梨状肌体表投影的两端，引传痛至骶部、整个后臀部和大腿甚至小腿。可以卡压坐骨神经而至整个下肢疼痛、麻木。梨状肌经常与其下方的上孖肌、闭孔内肌、下孖肌、股方肌等肌肉的激痛点相关联，从而共同影响坐骨神经，引起下肢症状。

（4）针刀治疗：刀口线始终与神经、血管纵轴平行，针刀进入皮下后不要忙于深入，先轻轻下压，小幅度摆动，试探刀下和患者的感觉，如刀下有阻力感，且患者无下肢放电感和剧烈疼痛，即可行小幅度弹性切刺，如此逐层深入，不要强求到骨面，突破紧张的肌筋膜即可。注意不可行大幅度的切摆，遇患者下肢有放电感或剧烈疼痛，应迅速上提和稍移刀口。

5. 最长肌　如前所述。

6. 髂肋肌　如前所述。

7. 腰方肌　如前所述。

8. 腹直肌　如前所述。

9. 半腱肌和半膜肌

（1）解剖：起于坐骨结节。半腱肌止于胫骨粗隆内侧面，半膜肌止于胫骨内侧髁内侧面。

（2）功能：近固定使大腿伸，并使小腿屈和内旋。远固定时，使大腿在膝关节处屈。当小腿伸直时，则使骨盆后倾。

（3）激痛点：在肌腹中段，主要向上引传至臀沟，并沿大腿后侧溢传经腘窝内侧到小腿。

（4）针刀治疗：突破肌筋膜即可，无需过深。

第十节　大腿后面痛

1. 臀小肌　如前所述。

2. 梨状肌　如前所述。

3. 半腱肌、半膜肌　如前所述。

4. 股二头肌

（1）解剖：长头起自坐骨结节，短头起自股骨粗线外侧唇上半部，止于腓骨小头。

（2）功能：近固定时，长头使大腿伸，并使小腿屈和外旋。远固定时，使大腿在膝关节处屈。当小腿伸直时，则使骨盆后倾。

（3）激痛点：在肌腹的下半段有中央性激痛点，靠近腘窝处有附着性激痛点，使膝关节疼痛，屈伸功能障碍，并可卡压腓总神经引起小腿后外侧疼痛、麻木。另外在坐骨结节外侧附着性激痛点也可与周边存在激痛点的肌肉共同影响坐骨神经。

（4）针刀治疗：纳米逐层突破，有些病变深达骨面。注意附着性激痛点先探后刺，勿伤神经。

第十一节　大腿前、外侧及膝盖痛

1. 耻骨肌、长收肌、短收肌和股薄肌（股内收肌群）

（1）解剖：耻骨肌起于耻骨上支，长收肌起于耻骨结节，短收肌和股薄肌起于耻骨下支。耻骨肌、长收肌、短收肌分别止于股骨粗线内侧唇上部、中部和下部。股薄肌止于胫骨粗隆内侧面。

（2）功能：近固定时，使大腿内收、屈，耻骨肌、长收肌、短收肌使大腿外旋，股薄肌使大腿内旋。远固定时，均使骨盆前倾。

（3）激痛点：耻骨肌引传区域恰好位于髋前侧激痛点周围，即腹股沟韧带下方。长、短收肌远端激痛点引传区域在膝关节内侧上部并向下溢传至胫骨，近端激痛点较多向臀部前侧引传。长收肌激痛点为腹股沟痛最常见的肌肉原因。

（4）针刀治疗：耻骨肌激痛点正好位于股动脉后方，针刀操作有难度，长收肌、股薄肌激痛点针刀突破肌筋膜落空即可，此处血管丰富，针刀过深易出血。

2. 缝匠肌

（1）解剖：起于髂前上棘，止于胫骨粗隆内侧面。

（2）功能：近固定，使大腿屈、外旋和外展，并使小腿屈和内旋。远固定时，两侧收缩，使骨盆前倾。

（3）激痛点：只在局部引传，会出现一种表浅尖锐型刺痛。

（4）针刀治疗：浅刺。

3. 股四头肌

（1）解剖：有股直肌、股中间肌、股外侧肌和股内侧肌四个头。股直肌起自髂前下棘，股中间肌起自股骨干前面，股外侧肌和内侧肌分别起自股骨粗线外侧唇和内侧唇，四个头相合，形成一条强有力的腱，由前面及两侧包绕髌骨，并在髌骨下方形成髌韧带，借此止于胫骨粗隆。

（2）功能：近固定时，使小腿伸，股直肌还能使大腿屈。远固定时，可使大腿在膝关节处伸。

（3）激痛点

1）股直肌激痛点在上、中段肌腹（中段激痛点与股中间肌有时重叠），向大腿前下方及膝盖髌骨区域引传。股内侧肌两个激痛点引传至膝盖内侧，上位的激痛点还往大腿内侧上方引传。

2）股外侧肌激痛点较多，在大腿外侧或偏前、后外侧，引传区域在局部，并向下肢、膝盖外侧及腘窝外侧引传，在其外侧的髂胫束有剧烈的触压痛。

（4）针刀治疗：根据手感逐层深入，有些激痛点层次较深，尤其在股外侧肌下段偏后，有时和骨面粘连，治疗先解决浅层激痛点，再切刺深层骨面的粘连。

股四头肌及髌周附着性激痛点：股四头肌肌腱移行于髌骨内外上角、髌骨内外侧支持带、内外侧副韧带、髌韧带。长期膝关节疼痛，尤其是骨性关节炎患者，这些附着性激痛点非常顽固，往往不会因为肌腹的激痛点消除而完全解除，所以也是膝关节疼痛治疗的重要部位。针刀治疗：根据手感逐层深入。附着性激痛点快速纳米寸劲突破，勿切刺太多，更无需进入关节腔，以免术中和术后疼痛。

4. 阔筋膜张肌

（1）解剖：位于大腿前外侧，被股阔筋膜所包裹，起于髂前上棘，在大腿外侧移行于髂胫束，止于胫骨外侧髁。

（2）功能：近固定时，使大腿屈、外展和内旋。

（3）激痛点：引传区域为髂胫束。

（4）针刀治疗：逐层切刺可达深层。

5. 髂腰肌　如前所述。

第十二节　腘窝及小腿后面痛

1. 腓肠肌

（1）解剖：内、外侧头分别起自股骨内、外上髁，止于跟骨结节。

（2）功能：近固定时，使足跖屈，腓肠肌还能在膝关节处屈小腿。远固定时，在膝关节处拉大腿向后，协助伸膝，有维持人体直立的功能。

（3）激痛点：在腓肠肌内、外侧肌腹较浅层的硬块可推动，除局部引传痛外，还会引起小腿夜间抽筋，内侧激痛点会向下引传至足底，并溢传至整个小腿后侧；在股骨的两个附着性激痛点会引传痛至腘窝，内侧常与腘肌激痛点重叠，外侧还可卡压腓总神经造成小腿后外侧的麻痛。肌肉上段的激痛点常是引起膝关节功能障碍的主要激痛点而容易被忽略。

（4）针刀治疗：肌腹激痛点浅刺，附着性激痛点层次较深，纳米逐层切刺，注意勿伤神经。

2. 比目鱼肌

（1）解剖：起自胫骨和腓骨后上部，止于跟骨结节。

（2）功能：近固定时，使足跖屈。

（3）激痛点：远端存在附着性激痛点，将疼痛向下引传至踝关节后侧及足底表面。近端激痛点在腓骨上端，常与腓肠肌外侧激痛点关联，引传至小腿后侧。位于比目鱼肌远端外侧的罕见激痛点可能将疼痛引传至骶骨。

（4）针刀治疗：近端激痛点较深，先突破腓肠肌再到达比目鱼肌。远端激痛点浅刺即可。

3. 腘肌

（1）解剖：起于股骨外侧髁的外侧面上缘，止于胫骨腘肌线。

（2）功能：屈并内旋小腿。

（3）激痛点：在胫骨后面，引传区域在腘窝并引起屈膝障碍，与腓肠肌内侧激痛点关联。

（4）针刀治疗：层次较深，后面有腘动脉和胫神经，进针后刀口稍向内侧，先突破浅层腓肠肌，再下探阻力感和患者感觉，无痛无麻即纳米突破，逐层进入到深层。

4. 胫骨后肌

（1）解剖：起于胫、腓骨后面及小腿骨间膜，止于舟骨粗隆、楔骨和跖骨底。

（2）功能：为足内翻的原动肌，并协助足跖屈。

（3）激痛点：在肌腹上段胫腓骨之间层次较深，无法推动的条索硬结，主要引传至跟腱，并向下溢传至整个小腿及足底表面。

（4）针刀治疗：同比目鱼肌。

5. 趾长屈肌

（1）解剖：起于胫骨体后中部，有 4 条腱分别止于第 2～5 趾远节趾骨底的跖侧面。

（2）功能：屈趾，并协助足跖屈和内翻。

（3）激痛点：在肌腹上段，胫骨后面层次较深、无法推动的条索硬结，与腓肠肌内侧头激痛点有重叠，主要是向足底表面的中部引传，并溢传至大趾。在小腿的内后侧很少出现引传痛。

（4）针刀治疗：同比目鱼肌。

6. 臀小肌　如前所述。

7. 股二头肌　如前所述。

8. 半腱肌、半膜肌　如前所述。

第十三节　小腿前、外侧及踝背痛

1. 胫骨前肌

（1）解剖：起于胫骨体外侧的上 2/3。肌腱从内踝前方通过，止于内侧（第 1）楔骨和第 1 跖骨底。

（2）功能：足背屈，维持足弓。

（3）激痛点：相当于足三里区域，卡压腓深神经将疼痛向踝关节前侧及足大趾部引传，并溢传至整个足背及小腿前侧。

（4）针刀治疗：下面有腓深神经，注意先探后刺，无需到骨面。

2. 趾长伸肌

（1）解剖：起于胫骨外侧髁、腓骨前面上 3/4 和相邻骨间膜。5 条腱中的 4 腱止于第 2～5 趾远节趾骨；1 腱止于第 5 跖骨底（又称第三腓骨肌）。

（2）功能：近固定时，使足伸和外翻，并使 2～5 趾伸。

（3）激痛点：在足三里外侧，腓骨小头前下方，相当于阳陵泉区域，卡压腓浅神经，主要将疼痛向足背部及足中间三趾引传，并向上溢传至小腿。

（4）针刀治疗：同胫骨前肌。

3. 腓骨长肌和腓骨短肌

（1）解剖：起于腓骨外侧，腓骨长肌在上 2/3，腓骨短肌在下 1/3。两肌腱从外踝后面转至足底，腓骨长肌腱经足底止于第 1 楔骨和第 1 跖骨底。腓骨短肌止于第 5 跖骨底。

（2）功能：近固定时，为足外翻的原动肌，协助足跖屈，有维持足弓的功能。

（3）激痛点：腓骨长肌激痛点在肌腹的上下段，腓骨短肌激痛点在长肌下段激痛点稍前下方，两者均可将疼痛引传至外踝，但短肌位置偏前。腓骨长肌上端激痛点还会在小腿外侧面出现一个小的溢传区，而这个激痛点所产生的紧绷带有时会卡压其深面的腓浅或深神经，引起足背麻木。只在发生踝关节外侧面扭伤而致踝关节失稳时，上述二肌肉才会出现激痛点。

（4）针刀治疗：浅层突破。

4. 臀小肌　如前所述。

5. 股外侧肌　如前所述。

6. 踝关节局部附着性激痛点（略）。

第十四节　足底、足跟痛

1. 腓肠肌　如前所述。

2. 比目鱼肌　如前所述。

3. 胫骨后肌　如前所述。

4. 趾长屈肌　如前所述。

5. 腓骨长短肌　如前所述。

6. 踇外展肌

（1）功能：外展踇趾。

（2）激痛点：位于足弓部内侧，沿踝关节内侧面出现疼痛，并溢传至足背部，亦可致足部痉挛。

（3）针刀治疗：此处疼痛异常敏感，针刀应快速纳米寸劲突破1～2下。

7. 跟骨及足底肌肉激痛点（略）。

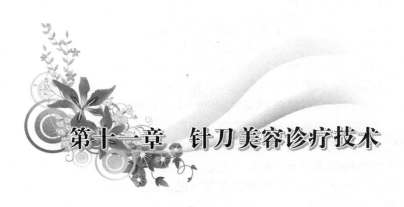

第十一章　针刀美容诊疗技术

无创或微创美容一直是医学美容界追求的最高目标，由此创造和衍生出了许多方法和术式。然而，一些传统的美容整形术在创造美的同时，也给美容者带来很大的创伤和痛苦。经过数年探索研究和临床实践，发现针刀美容具有除皱、紧肤、祛斑，改善肤质、肤色，无创、无痕、痛微、无副作用和后遗症的特点。

一、面部的解剖

面肌为扁薄的皮肌，多起于颜面骨壁，止于面部皮肤，位置表浅，分布在颜面、口、眼、鼻周围。功能主要是做出各种表情，参与语言、咀嚼和口、眼的张闭等功能。面部还有丰富的神经和血管。

二、面部皮肤与肌肉的关系

面部表情肌通过筋膜附着于真皮，与四肢和躯干不一样的是面部皮下脂肪较少，肌肉与皮肤几乎贴在一起，所以面部的肌肉是皮肤的支撑。人体活动最多的肌肉应该是面部表情肌，长年累月的频繁表情，或不正确的咀嚼习惯，都会使肌肉过度负荷，产生收缩小结（潜伏性或活动性激痛点）而短缩，活动多的部位皮肤会不断地被牵拉而折叠，即在与肌纤维垂直的方向出现动力性皱纹。所以，皱纹是肌肉拉出来的。

额纹：纵向的额肌短缩产生了横行的抬头纹。

眉间纹：横行的皱眉肌短缩产生了垂直的川字纹。

鼻根纹：纵行的降眉间肌短缩产生了鼻根部的横纹。

鱼尾纹：眼轮匝肌短缩产生了与肌纤维垂直走向的放射状鱼尾纹，闭眼时眼轮匝肌收缩纹理更明显。随着年龄的增长，眼轮匝肌的挛缩增加，皮肤更松弛，鱼尾纹会逐渐加深并向两侧延伸。而下方的眼轮匝肌紧张造成的皮肤松弛便成了讨厌的眼袋。

鼻唇沟纹（法令纹）：任何人在微笑时均可出现此纹，但年轻人在不笑时可消失。中年起则逐渐显露，不笑时也可存在。随着年龄的老化，鼻唇沟纹可逐渐延至下颌。鼻唇沟纹及其延伸部分，是口轮匝肌周围呈放射状排列的表情肌短缩所致。此外，咀嚼肌的紧张可令下颌角变大，颧骨突出，而使法令纹更深。

颊纹：位于鼻唇沟外侧的颊部，为横行的笑肌、颊肌和颈阔肌在面部的延伸部分收缩所致，瘦人的颊纹较为明显。

颈横纹：纵向的颈阔肌收缩所致。

表情肌长期的收缩导致肌肉紧张、痉挛，失去弹性而短缩，附着在其上的皮肤必然会松弛。

表情肌一旦紧张、挛缩甚至僵硬，贯穿其中的血管必然会受到压迫，造成血液循环障碍，皮肤失去营养水分而逐渐衰老。

三、针刀面部美容的原理

1. 松解挛缩紧张的肌筋膜，恢复弹性，伸展皮肤，平复皱纹。

2. 调节面部肌肉力平衡，改善面部不对称表情。

3. 促进血液循环，增加皮肤营养和水分，改善肤质。

4. 针刀微创产生的炎性反应，能促进组织修复，使纤维母细胞增生、新胶原蛋白合成及重组。

5. 针刀在颈椎的阳性反应点治疗，能增加大脑供血，改善睡眠，调节情志，并促进面动脉的供血。治疗内科杂病，能调整体质，调节内分泌功能，促进全身血液循环。

四、针刀面部美容的治疗方法

1. 器械　直径为 0.4～0.6mm，长度为 30～40mm 的针刀。

2. 面部定点

（1）针对产生皱纹的面部肌肉触诊，触摸紧绷肌带（条索）和激痛点（硬结）定位，在表情肌收缩时更易触感到，部分与面部腧穴吻合。

（2）面部皱纹处。

（3）面部色斑、痤疮、痘痕、瘢痕处。

3. 颈椎　胸锁乳突肌、颈阔肌激痛点，根据体质和病情选取脊柱及四肢相关腧穴。

4. 面部操作

（1）术野严格消毒。

（2）硬结条索处：快速进针，先探阻力感，再快速弹性切刺，可直切、斜切，根据阻力范围和层次，由浅入深，不强求到骨面，每点切刺 2～5 下。

（3）皱纹处：沿肌纤维收缩方向切刺，或沿皱纹的方向平刺，铲剥皮下筋膜与肌肉的粘连 2～5 下。

（4）出针后迅速按压针孔 30 秒以上，以免出血。

（5）注意操作宜轻、速度宜慢、弧度宜小，勿伤血管和眼睛。

（6）术毕外涂马应龙痔疮膏。

面部针刀施术较其他部位疼痛敏感，容易出血，尤其是眼周极易淤紫，术后"熊猫眼"需 5～10 天甚至更长时间才能吸收，影响患者的生活和工作。术前外敷去甲肾上腺素 1ml ＋ 5％利多卡因 10ml 20～30 分钟，可减轻出血和疼痛。

5. 治疗时间　7～10 天治疗 1 次。

五、针刀面部美容的疗效

1. 松弛的皮肤收紧，有效改善鼻唇纹（法令纹）、颊纹、额纹、鱼尾纹、眼袋。但动力性皱纹改善较快，静态性皱纹改善则较慢。

2. 肤质改善，油性皮肤毛孔缩小，油脂分泌减少，痤疮减少或消失；干性皮肤变滋润。

3. 肤色改善，皮肤渐趋红润、白皙、有光泽。

4. 口角歪斜、面部不对称、不自然表情得到纠正。

5. 改变脸型，面部曲线变柔和。

6. 内科杂病得到有效治疗，体质改善，精神转佳。

7. 治疗次数越多，效果越明显。

8. 针刀越粗效果越好，但局部容易出血、青紫。

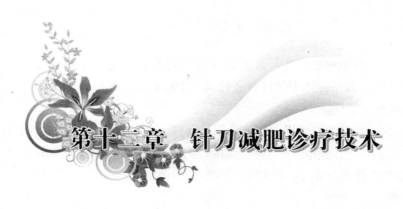

第十三章　针刀减肥诊疗技术

一、肥胖的原因

脂肪细胞的数目自青春期后即呈稳定，不再有所增减，但它的体积，却可因储存脂肪量的多少而增大或缩小。

成年人的肥胖，一般是由于脂肪细胞体积增大所致。肥胖的人由于脂肪颗粒在细胞内大量堆积，使脂肪细胞内和细胞间的空隙减小，压力增大，脂肪的代谢、分解受到障碍。

二、针刀减肥原理

给脂肪细胞减压：针刀刺入皮下脂肪层，运用特定的手法，对脂肪组织及其被膜进行透刺、剥离，使脂肪细胞内外的压力减小，脂肪颗粒流动加速，从而促进脂肪的代谢和分解，达到快速局部减脂的功效。

经络调整：针刀在腹肌肌筋膜上松解，能调节胃肠道功能，在有关腧穴上刺激，能调节神经、内分泌功能，从而促进全身脂肪组织的代谢和分解，从根本上阻断肥胖的根源。

三、针刀减肥的特点

1. 简单方便（5～7 天 1 次，每次 20～30 分钟），疼痛轻微。

2. 不用刻意禁食：大多数患者针刀减肥后食欲减退，食量减小，而精神体力却没有变化（由于脂肪分解加速，产能增加所致）。

3. 腹部减脂效果更好，且不易反弹。

4. 减肥同时，对于消化系统、内分泌系统、泌尿生殖系统功能有很好的调节作用，并能改善高脂血症、脂肪肝等疾患。

四、针刀减肥操作方法

1. 定点

（1）腹部：腹部以脐为中心，在腹直肌、腹外斜肌，相当于任脉、足阳明胃经、足太阴脾经经穴上触按紧张的筋结，每次选点 8～10 个。

（2）四肢：以梁丘、上巨墟、丰隆为基本要穴；根据患者体质情况辨证取穴，酌情加减，对称取穴，可以留针。

取穴务必注意揣穴：在平面的穴位上揣摸、触诊阳性反应点（压痛、条索、硬结）。

2. 操作

（1）腹部：破坏脂肪层，突破紧张的肌筋膜。

1）进针：双手持针，针体与皮肤垂直，双手协同用纳米寸劲将针刀快速刺入皮下，同时左手手指卡住针身，控制进针深度。

2）透刺脂肪：将针刀放平与皮肤呈 15°角左右，刀口向下在脂肪层、深筋膜层用纳米寸劲逐级透刺，并呈扇形向 3～5 个方向切刺。

3）摆针：捏住针柄让刀口在脂肪层左右摆动。

4）切刺筋膜：将刀口退至皮下，切刺深筋膜数下，以患者出现酸胀感为度。

（2）四肢腧穴

1）刀口线与重要神经血管或人体纵轴平行，根据刀下阻力感，由浅入深，纳米寸劲逐层弹刺紧张的筋膜、韧带，以患者出现酸胀感为度，不强求到骨面。

2）操作务必谨慎、轻巧，防止损伤血管和神经，以使用直径小于 0.8mm 的针刀更安全。

3）针刀刀下阻力感与针灸针下沉紧感具有相同意义。

附：患者是我们一路走来的力量源泉

1. 全麻针刀术，患者求来的技术

患者的请求，帮助我们下定决心，实施了一个全新的治疗方案：全麻针刀术（无痛针刀术）。

1994 年，我参加了由朱汉章老师、柳百智老师主讲的针刀医学培训班。1995 年、1996 年，又参加了针刀医学各阶段的培训学习。期间，我也由一个正统的西医内科医生，转为专职针刀科医生，在采用针刀疗法治疗骨关节疾病、脊柱疾病，以及许多内科疾病中，都取得了非常好的效果，在当地小有名气，这个名气也在不长的时间内，传到了离我们一百多里地的地方，于是，就有了下面的事情：

1997 年下半年的一天，一个强直性脊柱炎的患者，不足三十岁，在其父母及夫人的陪同下，来到当时我所在的医院就诊，同时来诊的还有他的几个邻居，他们分别来治疗颈椎病、腰椎疾病，他们是带着对我们的充分信任来就诊的。当我给这位强直性脊柱炎患者检查完，告知他我们无法治疗他的疾病。此时，这一家人充满绝望地哀求，希望我能给他试一试："即便没有结果，也不怨你，我们不知道还有谁能够帮他"，"我们已经找了好多医院，没有多少效果，我们知道你帮我们周围的好多人治疗，效果都比较满意，我们抱着巨大的希望来找你，无论如何，帮我们试试"。

这位患者的情况实在令人同情，疼痛难忍，身体状况极差，即使用药也难较长时间地缓解疼痛，生活都需要夫人照料。

父母就这一个孩子，做些小生意，维持一家的生计，如果他的身体不能好起来，这一个家庭怎么维持下去，他们不知道。儿子无法摆脱疼痛的折磨，更让两位老人心碎，他们真地不知道怎么办才好。

但我们也为难，当时我们从事针刀临床工作才两年出头，在这期间，也陆续接诊过几个强直性脊柱炎患者，患者都是治疗几次后，不再来治疗了，也没有明确的治疗效果，所以，我知道，按照原来的方法，一次治疗几针，或者十来针是不会有太大效果的，而且这个患者还特别怕痛，这种治疗根本无法给他实施，即使勉强治疗一两次，他也会放弃。所以我们决定不给他治疗，也是有原因的。

但是患者的处境实在让人同情，如果可能，我们真地愿意帮他。他的家人有强烈的意愿，他也有强烈的求生愿望。

说来也巧，在这之前，我跟我的一个麻醉科同学介绍针刀治疗的事，他哥哥因脊髓型颈椎病，在我处用针刀治疗几次，征象是有所好转，但他哥哥惧怕治疗的疼痛，以后也没再治疗，不了了之。能不能用麻醉，让他在不知道疼痛的情况下，一次多治疗一些部位，这样又没痛苦，效果也许更好。说者无意，听者有心，当患者家属提出要求尝试的时候，我心里又想起了这事，于是与我的同学取得联系，他很爽快地答应了我的请求，我们一起尝试一下，也许能够帮得上这个患者。

我们没有任何经验，只有一些担心，但也没什么可怕，对于麻醉科来说，这样的麻醉要求是最低的，第一次，我的同学选择了用硫喷妥钠静脉推注，强镇静下，我们一次给患者治疗了二十多个点，一次用药快清醒时，我们结束了治疗。整个过程很顺利，患者治疗后也没什么痛苦，治疗完的地方，疼痛也感觉减轻了，这真是给了患者全家及我们巨大信心。

第二次，他选择了氯胺酮静脉用药，一次用药维持麻醉的时间比硫喷妥钠要长好多，这一次我们完成了五十多个点的治疗，这样脊柱周围基本治疗一遍。第二天，再看患者，疼痛确实减轻了好多，出乎我们的意料，更出乎患者及家属的意料。

以后又有陆续的几次住院治疗，我们在他的脊柱两侧、臀部、冈上窝、冈下窝，包括腹直肌部位，前后五六次的反复治疗，最后一次是在我们离开乡镇医院来到盐城第四人民医院后进行的。

至此，患者的疼痛已经基本消除，驼背畸形明显改善，完全能够生活自理。结局大大出乎我的意料，也出乎患者及其家属的意料。

今年（2016年），他的一个邻居来我处诊疗疾病，说他现在很好，自己做一些生意，病情也始终稳定。

至此，一个可以在临床上常规应用的治疗方案已经有了很好的开始。在他以后，我们陆续选择了一些颈椎病、腰椎病的患者采用同样的方法治疗，这些患者普遍程度较重，需要治疗的范围较大，也有些患者范围不是特别大，但离我们医院比较远，反复复诊困难，我们也选择这种方法，一次完成治疗。患者治疗成功的机会大大提高。颈椎病、腰椎病、膝关节病等疾病，还有许多其他各科的疾病，都可以同时治疗，确实具有很大优势。这种治疗方法也就成了我们治疗软组织损伤类疾病的主要方式。

2. 患者推着我们走出去，使我们看到了外面的世界。外面的世界很精彩，那里的患者也同样无奈

附：患者是我们一路走来的力量源泉

2004年春节刚过，上海金山一行四人来到我们科室，前来了解相关技术情况。领他们前来的张女士，是金山石化退休的会计。她是我们的一个患者，她们家与我们这里相距千里，能够找到我们是因为邻近她家的一个汽车修理厂老板，家是盐城人，这位老板患腰椎间盘突出症，有几个月时间弯腰走路，在上海，除了手术没做，尝试多种治疗手段无效，回到老家，在我们科室，采用全麻针刀术治疗，两侧腰骶臀部，每次治疗点近百个，系统针刀治疗，前后两次，每次间隔一个月，治疗后完全恢复，能够正常生活与工作。经这位老板介绍，她找到了我们。

那是在2002年春天，当时，她被颈椎病、腰椎间盘突出症所困，每次行走不超过50米，就得蹲下休息一段时间再走，提物不超过1斤，在隔壁超市买瓶雪碧，也得叫人送回家，每日疼痛难忍，度日如年，当地能够想到的方法都试过，见了上海最著名的脊柱病专家，建议等到状况再差些，手术治疗。生活难以自理，痛不欲生。从那个老板处听到这个消息时，她高兴得立刻与他先生一起来盐城，前后近十天的时间，全麻针刀术，两次治疗，一次治疗她的颈椎病，治疗部位包括枕项部、颈肩背胸部，近两百个点，一次治疗腰椎病，治疗部位是双侧腰骶臀部，一百多个治疗点。两次治疗后，她像换了一个人似的。夫妇两人出院后，在盐城玩了一天，她行动自如，结果实在出人意料。

2002年至2003年，她陆续介绍几位她的朋友来诊，有长期头痛、眩晕的，有颈椎病的，腰椎病的，都获得了满意的效果。

2004年春节刚过的这一次，她干脆带来了一位院长，这位院长在充分了解了技术的情况后，就跟我们探讨，能不能与那边的医院合作，在当地医院开展这个治疗项目。当时，我们并没有在外地开展此项技术的经历，也未想过合作的事情，但盛情难却。再是我们也想借此机会看一看，在其他地方开展此项技术，会是一个什么样的情形。

这样，我就利用星期六、星期天，开始了长达七年的长途奔波，在那里，我们不仅治疗当地常见的颈椎病、腰椎病、骨关节病及许多常见的疼痛性疾病，更是治疗了为数不少在上海著名医院诊疗无果的患者，病种涉及临床众多科室。许多患者都得到了令人满意的结果。合作过程双方满意，只是因为我的年龄也大了，不再适合这样的奔波。长达七年的合作也就此结束。

这七年的经历，使我们深深地思考这样一个问题：与盐城相比，这里有更大的医院，更好的专家，更好的医疗设备，更丰富多样的选择，但这些，并不能使常见、多发的疾病有更好的治疗结果，一定是哪些地方出了问题，不是医院、专家、设备的问题，是医学本身的问题，是医学认识问题的方式出了问题。

现代人忽略了一种疾病——慢性软组织损伤类疾病，发病率非常高。当这类疾病进入结构改变期时，它对人们的影响就被长期的固定下来，除非采用一种手段，对它进行干预，进行适度破坏，利用机体重建的能力，改变这种结构，人们才有可能脱离这个问题带来的长期影响。而这种可能性，在现代医学的框架内，是不存在的。也就是说，不管多大的医院、专家，不管多么先进的诊疗设备，只要没有认识到慢性软组织损伤类疾病客观而普遍的存在，人们就不会从中获益。

医学另一个大问题是通过一系列方法，把人体分成不同的块，这样，许多天然联系被人为地割裂。这是一个无法让人轻松的话题，七年的合作，我们深深地感受到：这里的世界很精彩，这里的患者也同样无奈。这是七年合作附带的，也算是一个收获，它为我们进一步认识这类问题带来了巨大的动力。

3. 患者用他的经历教育我们，在对的方向上坚持，就会有想要的结果。由此，我们也能让患者与我们一起坚持，来拿到想要的结果

2006 年 4 月，柳百智先生与汤江华先生从北京来盐城第四人民医院，就盐城针刀医学培训基地一事前来考察。我们有一个共同诊治患者的环节。

有一个患者，我们共同诊治。这位李姓先生是盐城相邻市政府的公务员，四十出头，头痛已经二十多年，因为头痛，二十多年前放弃了从事半年多的外事工作，回到老家政府部门做公务员，二十多年来，北京、上海的专家，本省的专家，能见的都见了，病未见一点好转，反是症状越来越多，表现越来越复杂，症状多，表现复杂，检查起来又没什么大的异常，于是神经症就是自然的诊断。每每说完了这些就是神经症，后来他去看病，就不再跟医生讲那么多了，只说他当时最难受的感觉，可是不管做什么，怎么做，也没能给他带来什么帮助。

他曾在当地医院接受过三次头皮手术，将绷紧的头皮松一松，这个手术是由他同学做的，他的同学在当地医院神经外科，他夫人也在当地医院的儿科上班。这样的手术，也只能给他带来半个月左右轻松一点的感觉。

到我们医院就诊时，他头部、面部疼痛、牙痛，面部肌肉不时抽动，还有许多其他症状，他不愿再说，每天只能睡上两三个小时的觉，已经休假在家一年多，也不知道再到哪里去看病。

他找到我们也属意外，在此之前，他曾找过我省知名的针

刀科医生治疗过两次，似乎有些效果，这样他就在网上找，结果，找到了关于我的介绍，他觉得似乎跟他有些相关，于是来找我们，来的那天，正好碰上柳百智先生在，于是我们一起看了患者，当我们说出他的疼痛及一系列的病症都来源于慢性软组织损伤时，患者当时眼泪就控制不住地流了下来。我是第一个说他的征象是明确的病引起的医生，不是思想问题，是疾病使他不能够做事，而不是他不想做事。

治疗，也就是顺理成章的事了，他接受了全麻针刀术的治疗。他有一个特别的状况，他头部的筋膜（帽状筋膜）挛缩特别严重，整个头皮厚厚的、僵僵的。

他全身从枕项、颈肩背胸腰臀部，经过反复 8 次的住院治疗，系统治疗上述部位。头皮部位，则在 8 次治疗外，另外增加了局部治疗次数，并且，我们将头皮针刀治疗的技术教给他夫人（他夫人是儿科医生），这样经过 4 次住院治疗后，他的状况开始明显好转。8 次的住院治疗，加上数十次的头皮局部治疗，终于使他过上了正常人的生活，也可以胜任工作了。

8 次的住院治疗，超出了我们的想象。当时，我们并不知道他治疗以后的结果怎样，并不知道他能治疗到什么程度，我们也并不知道他能够坚持多久。强烈的求生欲望，使他一直坚持下来，直至得到他想要的结果。是他教给我们原来坚持下来会有这样的结果。这是我们通过想象，通过推理无法知道的，只有通过患者的经历，我们才能知晓，结果可以是这样。

我衷心感谢这位患者这样的坚持，在此后治疗类似疾病的过程中，我总是给患者更多的希望，让患者和我们一起坚持，去得到我们想要的结果。

4. 患者（也是家人）的经历告诉我们，利用这个方案，可以完成健康重建，使原来的终生疾病变成阶段性疾病

2014 年秋天，我一个亲戚，50 多岁，患心肌梗死，住本地医院心内科治疗，溶栓，使他度过了危险期，进一步的治疗方案是安装血管内支架，当时，安装支架的费用已经打到医院账上，慎重起见，他征求我们的意见。

根据他的情况，结合他平时的身体状况，我们认为他有希望通过饮食结构调整及软组织系统减张松解术，避免血管内支架，回到正常人的生活。

他在听完我们的方案后，情绪为之一振，愿意做出努力，争取这样的结果。

于是在心内科住院半个月后，他出院了。来到我们这儿，实施我们设计的方案。

开始阶段，我们利用局部针刀治疗，针对影响心脏及脑血管的部位进行治疗，实质上，在开始阶段，我们仅是在他的双侧冈下窝的软组织、上胸段脊柱周围软组织行多点点状减张术，四次的局部治疗已经完全消除心前区的压迫感。他自己说如同多重的磨子从背胸部放下，那种轻松感已经很久没能体会到了。

这样，他对这个方案充满信心，在我们指导下做饮食结构的全面调整。出院 3 个月后，他自己将药物停得只有一种阿司匹林，6 个月后，他停用了阿司匹林。这样，他真正离开了药物。出院后 1 年（2015 年秋天），在状况良好的情况下，我们给他进行了软组织系统减张松解术，治疗部位包括枕项、颈肩背胸腰骶臀部，他微驼的背明显挺直了好多，多年的膝部怕冷消除了，上楼时吃力的感觉消失了，全身状况明显改变，精神面貌焕然一新。

今年春节，从本地去深圳探亲，他回程选择了坐飞机，怕高空飞行的担心也完全消除了，体检各项指标回到正常。冠心病这种需要终生治疗的疾病，在他成为了一个阶段的疾病。

今年 7 月，他又一次接受软组织系统减张松解术，以进一步消除软组织结构性改变对以后的影响。

治疗前整体方案及方案实施最终能够得到的结果，使他彻底消除了心理上的负担。这是最大的心理治疗，状态彻底改变。状态改变是健康重建的一个重要环节（燃起对未来生活的希望）。饮食结构的全面调整，从物质层面尽可能满足健康重建的需要。针刀治疗彻底改变了对整体健康产生长期影响的结构性改变。三方共同作用，为血液系统的重建、冠状动脉侧支循环的有效重建，提供了充分的条件。

5. 从绝望、失望到充满希望，患者的治疗前后巨大的改变，成为我们持续下去的根本力量

这么多年来，初诊患者时，我们感受到最多的就是患者的绝望。

2015 年 7 月，三十来岁的小伙子，一个多月不能坐卧，疼痛难忍，十四年间断疼痛，用止痛药度日。一个多月难以承受的痛苦，一个多月不断就诊的经历，绝望深深地刻在他的脸上，刻在他全家人的脸上，他是家中唯一的儿子，老婆孩子，父母亲，一大家子，需要他支撑。他被本地医院医生诊断为神经症，建议来我院精神科就诊，诊疗过程完成后，他自己觉得自己疼痛得厉害，应该去疼痛科就诊，于是停止取药，重新挂号，来到疼痛科就诊，我们并不知道他就诊过程中的曲折，当我们明确告知他疼痛来源于软组织损伤时，他心中充满了委屈，但也并不那么相信。他对生活的绝望，表现在他与家人的交往中，实际上，他已经有一年多不跟父母亲说话，一家人小心地伺候着他。

住院第一次治疗后，他就从绝望的状态中逆转过来，开始

叫父母了，与老婆能够平和地交流了，前后判若两人，实在出乎所有人的意料。四次住院治疗，基本没用药物，仅是软组织系统减张松解术，他又能够外出打工，承担家庭的重担。他的康复，使全家人离开了绝望的境地，重新回到了充满希望的生活。

二十年来，这样的故事总是一幕幕地再现，发生在不同年龄的人身上，当人们从慢性疼痛中走出来，终于摆脱各种慢性疾病的折磨时，他们由绝望或者是失望到对生活重新充满希望，这前后巨大的变化，是我们在这条路上不断走下去的力量源泉。这种变化，时时地激励我们不断前行，直到永远。

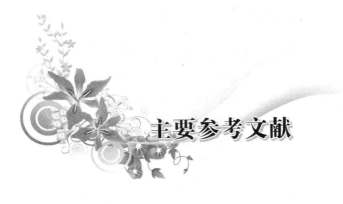

主要参考文献

1. 朱汉章．针刀医学原理．北京：人民卫生出版社，2002.

2. 朱汉章，柳百智．针刀临床诊断与治疗．北京：人民卫生出版社，1999.

3. 柳百智．针刀治疗颈肩腰腿痛．北京：人民卫生出版社，2008.

4. 宣蛰人．宣蛰人软组织外科学．上海：文汇出版社，2002.

5. 易秉瑛，王自平．针刀治疗类风湿关节炎及强直性脊柱炎．北京：人民卫生出版社，2008.

6. 潘之清．实用脊柱病学．济南：山东科学技术出版社，1996.

7. 董福慧．临床脊柱相关疾病．北京：人民卫生出版社，2009.

8. 施桂英．关节炎概要．北京：中国医药科技出版社，2005.

9. 庞继光．针刀医学基础与临床．深圳：海天出版社，2006.

10. Siegfried Mense, David G. Simons, I. Jon Russell. 肌痛．郭传友，主译．北京：人民卫生出版社，2005.

11. 李凌江．行为医学．长沙：湖南科学技术出版社，2008.

12. C. David Tollison, John R. Satterthwaite, Joseph W. Tollison. 临床疼痛学．宋文阁，傅志俭，主译．济南：山东科学技术出版社，2004.

13. Peter Duus. 神经系统疾病定位诊断学．刘宗惠等，译．北京：海洋出版社，2006.

14. David Servan-Schreiber. 痊愈的本能：摆脱压力、焦虑和抑郁的 7 种自然疗法．黄钰玉，译．北京：北京轻工业出版社，2006.

15. Patrik Holford. 营养圣经：最佳营养学指南．徐玲，译．北京：中国友谊出版社，2002.